人間関係が良くなる！

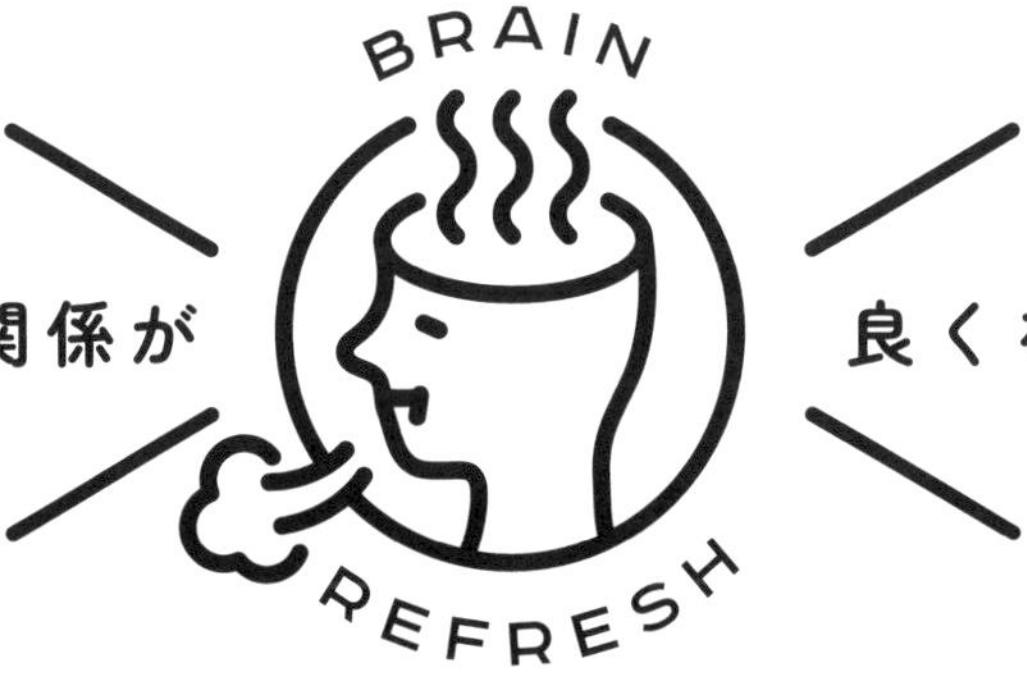

脳の疲れをとる本

監修
古賀良彦
杏林大学名誉教授
日本ブレインヘルス協会 理事長

方丈社

もくじ

CHAPTER 0

その症状、脳疲労マックスかも？

CHAPTER

1

脳の疲れをとれば、悩みは消える

CHAPTER 2

脳の疲れをとれば、仕事がはかどる

CHAPTER 5

脳の疲れをとれば、ボケない

CHAPTER 6

脳の疲れをとれば、ピンピンコロリで死ねる

はじめに

どよ〜ん。というほどでもないが、ずっともやっとしている。
上司がさり気なく催促してくる企画書、3行目で止まったまま。
その〝さり気なさ〟が気に食わない。
断捨離、ダイエット、子どもの学校関係のボランティア。
やればいいこと、やらなきゃいけないこと。
だけど、いまいちはかどらないし、気のりがしない。
スマートにこなす人の〝さり気なさ〟がまた気に食わない。
なんかうまくいかない。はぁ〜。
こうやってイライラしてるのはソンな気がするけど……。
あぁ、もう〜!

はじめに

仕事や人間関係、モチベーションの低下でもやっとしている状態が続くなら、ひとまず脳を休めてみませんか。あなたの気にさわる状況をいますぐ変えることは難しくても、脳を休めることはコツさえつかめば手軽に、お金もかけずにできます。

「いや、べつに脳が疲れているというほどでも。これでも、ちょいちょいストレス解消しているから大丈夫」。そう思った人こそ要注意！　脳はとてもタフで、あまり休みを必要としない〝心身の司令塔〟ですが、内臓や筋肉とは違う休ませ方が必要で、この**脳だけに特別必要な休ませ方を知らず、ストレス解消した気になっていると、スーパーコンピューター超のはたらきをもつ脳の調子を狂わせてしまうことも**あり、もやもやは晴れません。

脳が求めるタイプの休養や栄養を与え、リフレッシュすると、脳が関わる身体パフォーマンス（認知・判断・行動）や、私たちが「心」と呼ぶ情緒などすべてに良い影響があり、すると必ず風向きは変わるはず。きっと青空が見えます！

本書では、ブレインヘルス（脳の健康）の第一人者、杏林大学名誉教授・古賀良彦先生（NPO法人日本ブレインヘルス協会理事長）が監修する最先端研究のエビデンスに基づく「脳が求めるタイプの休み方」を紹介します。あれこれ試し、ぜひ脳を楽しませ、たっぷり休養と栄養を与えてあげましょう！

装　　丁　　北谷彩夏
イラスト　　八田さつき
構　　成　　下平貴子

CHAPTER

0

その症状、脳疲労マックスかも？

〝つまずき感〟あったら、ブレインヘルスのタイミング

脳を休ませるタイミングは、まさにいまです

若かったあの頃と、なにかが違う。あれから数十年。中高年はつらいよ。

あれこれ悩みが尽きない、忙しいのに仕事がはかどらない、いらない物ばかり増える、人間関係がこじれる、認知症が心配になってきた、メタボ・生活習慣病・寝たきりになりたくない。

これ、私のこと。え、私も？

そう人生は漫談のごとし。だから今、もうひと花咲かせるためではなく、無事に今日を過ごすために、ブレインヘルスを始めましょう。

みんなの問題の根っこには、次のような生活症状があるのでは？　思い当たることがあったら、即、脳を休ませる新しい習慣を何か生活に取り入れましょう。

よけいなひと言、失言が人との関係をこじらせている

言わなくてもいいことを言ってしまい、人間関係がぎくしゃくすることは誰にもあるでしょう。誰もがよく知ることわざにも「口は災いのもと」とあります。

とはいえ、気づいたときに失言を認め、謝ることができれば、関係がこじれ、修復不可能になるほどにはならないもの。素直に、真摯に謝っているのに、いつまでも許してくれないとしたら、それは相手の問題です。しかし、やっかいなのは素直になれないとき。これを言ったら、火に油を注ぐと薄々わかっていながら、意地悪なこと言って〝言い負かしたい〟。そんないらぬ気持ちで、よけいなひと言を言ってしまうことはありませんか？

また、失言したと気づき、悪いと思っているけれど、気持ちがおさまらず、失言を認めることができないで、むしろ正当化しようとしてしまうようなこと。

人間関係の問題の根幹によくある「言葉のすれ違い」。それが目立って頻繁に起きているなら、脳を休ませるタイミングです。

健康な体のあらゆる機能が無意識のうちに一定に保たれているのは脳のはたらきで、本書の監修者、古賀良彦先生曰く、「私たちが〝心〟と呼ぶ情緒のはたらきも脳のはたらきの影響を受けています。そして人とのコミュニケーションは最も脳を使うことです」との

こと。対話本来の目的を見失わず、適切な言葉を選び、冷静に相手の意見も受け止めて、ときには言いたいことをこらえる。たとえ数分のやりとりでも、脳はフル回転して、対応するのだそうです。

人間関係の悩みは言葉のすれ違い以外に、どうしても苦手な人がいる、ジェネレーション・ギャップ、信用できる人がいない、ほどほどの距離が保てずめんどくさい、理由がわからないがもつれ、孤立するなど、いろいろあるとは思います。

そうしたことに関係する**情緒のはたらきは脳の健やかさ次第ということなので、すこしでも良い状態、ラクな状態に変えていきたいと思うなら、まず脳を休ませて**みましょう。

気力がなくて、気が重い・だるい

病気でもないし、心の負担となる大きな問題もないのに、気力がない状態が続いていませんか。まさに「なんとなく」。エンジンがかからない状態が続いているとか。

いつ雪崩が起きてもおかしくないほど書類が積み上がった机を見て、片付けなきゃと思っている。もはや着ない流行遅れの服を整理したいと思っている。もう、ずっと。

ほかにも「したいこと」「しなきゃいけないこと」両方いろいろあるのに、ＴＯＤＯリストを書き直してばかりいる私。そんなことないですか？
しなくちゃいけないという思いがすっとストレスで、日が経ち、行動できなかった分だけより気が重くなっていたら、この際、いったん別のことで脳を夢中にさせて、気分転換しましょう。リストを穴があくほど見ていたって何も動かない。どうせしばらく放っておいたのですから、もうしばらく確信犯的に放っておき、脳にリクリエーションを与えるのです。

古賀先生によると、とくに現代の大人、働き盛りの年代は脳を喜ばせるリクリエーションが足りず、脳を疲れさせている人が多いとのこと。楽しいリクリエーションで、自分活性化しましょう！

集中できない、持続できない

やる気の問題じゃない、やらねばならぬ。しぶしぶ取り組むものの、気が散ってばかり。集中できない、完遂できないまま、恐ろしく時間がかかる。始めたことが続かない。若い頃と集中力・持続力が違うのが中年なのか。そんなことを考える機会が増えていたら、要注意です。

あなたの脳が、あなたのその思考・行動パターンに飽き飽きしているかも。脳の代弁をするなら、「ねぇ、ちょっと『緩急』って、知ってる？　『緩急』つけようよ〜」。

古賀先生は「**ある程度のストレスさえも脳は『認知・判断・行動』の絶好のチャンスとして能力を発揮するほどタフで適応力がある一方、だらだら状態が大の苦手**」と話します。だらだらするほど、脳は活力を失い、よけいに物事がはかどらない最悪のループにはまってしまう可能性があるとのこと。いったん、脳に休養と栄養のチャージを！

パフォーマンスが低下した、アイデアが枯れている

パフォーマンスとは、何か特別な演技のことではなくて、最近は広範囲な意味で使われていて、一般的な生活の中のさまざまな表現や行為、行動、性能などのことも指します。実際、事実は物語より奇なり。演劇の主人公より一般の人が多彩なパフォーマンスで生活を営んでいます。

そして、そのすべての営みに関与しているのが脳です。高度に発達している人の脳は、体重のたった2％に過ぎない大きさにもかかわらず、体の全エネルギー消費量の18％も使って非常に複雑で、繊細なはたらきをしてパフォーマンスを実現しているわけです。

あまりにも複雑で、繊細なため、人の脳と心のはたらき、その認知・判断・行動のメカニズム、自律神経による心身のバランス調整の仕組みなど、全貌はまだあきらかになっていないとのこと。しかし、すべて脳が司ることは間違いないので、私たちはもっと「脳の健康」に対して意識的になる必要があるのかもしれません。

古賀先生曰く、「脳は、体のさまざまな器官の疲労をキャッチし、健康を保つ調整をするため、脳自身は疲れにくく、いつもすべての力を出しきってしまわないように抑制しています」。

つまり、**脳はめったに悲鳴をあげないのです。だからつい無理を強いないように、注意が必要**でしょう。

パフォーマンスが下がった、アイデアが出ない。そのようなコンディション悪化を自覚したら、原因は年齢や状況のせい、定期的に訪れるスランプなどと曖昧に考えて放置せず、「脳が休みを要している！」と気づいて。脳が体の他の臓器と違うタイプの休養や栄養でリフレッシュすることはわかっているので、本書のさまざまな手段でリフレッシュしましょう！

どうにもならないストレスがかかり続けている

ストレスはすべての人が生活する上で避けられない、人生の「つきもの」です。一般的には悪いものというイメージがあるかもしれませんが、実は程度問題で、とくに**脳はストレスとなるようなこともほどよいレベルなら「能力発揮のチャンス」として「良いストレス」にする適応力をもっている**とのこと。現実的にはあり得ませんが、ストレスフリーな状態は、脳にとっては「空回り」で、むしろ良い状態ではないわけです。

ところが、**ストレスが過重になり、長い期間かかり続けるとさすがの脳もパワーダウン**してしまい、それは「悪いストレス」ということになります。

大まかに分けて、悪いストレスの要因（ストレッサー）は次のようなものです。

心理社会的ストレッサー　不本意な人間関係、役割、仕事など
生物学的ストレッサー　睡眠不足、食欲不振、病気など
物理的ストレッサー　騒音、温度・湿度、採光など
化学的ストレッサー　ハウスダスト、化学物質、悪臭など

こうした中で、生命に関わる生物学的ストレッサーには即座に生活改善や治療などの対応が必要です。次項で述べますが、物理的・化学的ストレッサーも健康被害に及ぶこともあるので、気がついたら環境を調整しましょう。

一方、ライフイベントと言われる心理社会的ストレッサーはとくに対応が困難な場合も多いものです。古賀先生は「**ストレス解消とよく言うが、解消しがたいものが多く、むしろ日々『対処』を試みて、ストレス過多にならない注意が大切**」とのこと。そして、何よりストレス対処となるのは、「脳を休ませるほど良い刺激（良いストレス）と過不足ない睡眠をとること」と話します。ストレス解消できないことがストレスになるループから抜け出して、今日のストレスに対処する生活に切り替え、「対処できる自分」に自信をもち、ストレスに強くなりましょう。

CHAPTER

1

脳の疲れをとれば、悩みは消える

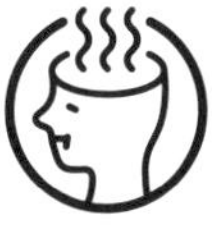

イライラ、くよくよの原因退治。まずは環境から

脳を疲れさせる空気を換えよう！

生活環境が脳を疲れさせていると、同じこともネガティブに受け止めてしまいかねません。悩み多き人は、悩みをひとまず置いておいて、環境改善をしましょう。

とくに**脳を疲れさせる「生活臭」を消臭することからスタート。悪臭は、自分で不快と感じないレベルでも脳に悪影響を及ぼします。**芳香剤などの香りでごまかすことはできないので、まず徹底的に無香消臭を心がけます。

左ページの図は、脳が有事に備えたリラックス状態であることを示す脳波・α波がタバコ臭によって減少していく時間経過を測定した結果です。タバコを吸わない人がタバコ臭を嗅ぐと30分後にはα波がほとんど消えてしまいました。またカビ臭を嗅いだときも、無臭の蒸留水を嗅いだときと比べてα波が減少することもわかりました。

タバコ臭によるα波の減少経過

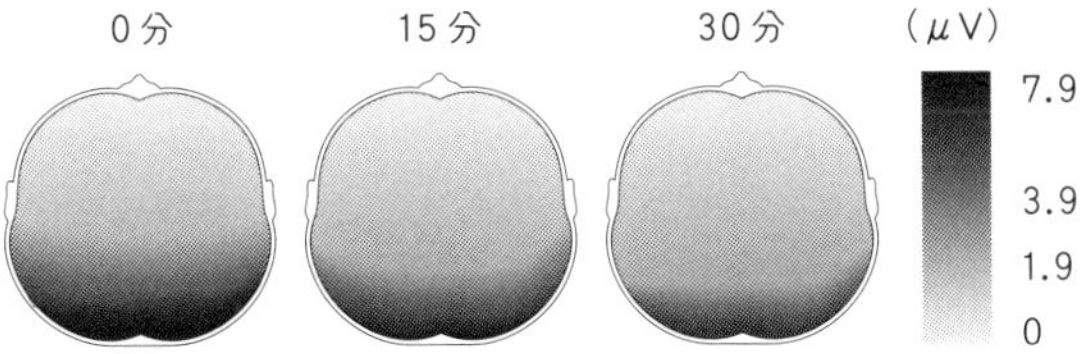

タバコを吸わない人にタバコ臭を嗅いでもらったところ、時間とともにα波が減少した。

カビ臭によるα波の減少

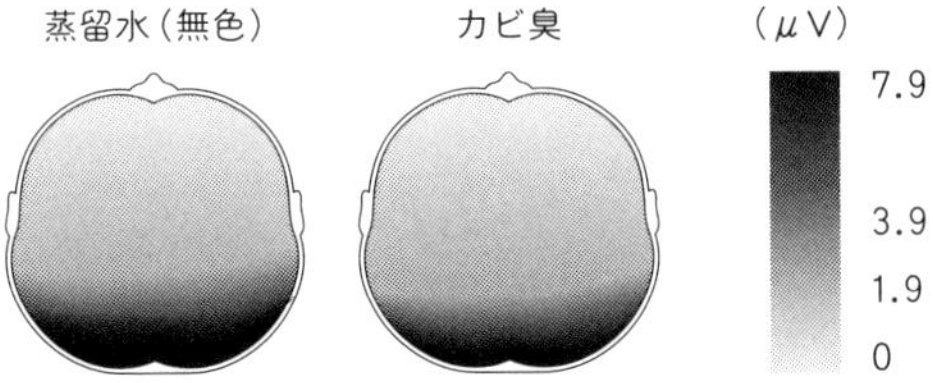

無臭の蒸留水を嗅いだときと、カビ臭を嗅いだときのα波の減少具合を比べた。カビ臭ではα波が大きく減少した。

身近な生活臭はこうして退治する！

洗濯物の溜め方に気をつけよう

忙しい中では1週間分まとめ洗いするのが習慣になるのはやむをえません。洗濯機の側の、定位置に置いたランドリーボックスに溜めているなら、その悪臭を要チェック。すでに慣れてしまってあまり感じないかもしれませんが、生ゴミほどではなくても生臭い悪臭が溜まり、脳にはストレスになっているかも。

とくに**汗や水で濡れたものが混ざっていると、菌が繁殖して、あきらかに不快な臭いが！常態化すると洗濯機周りから室内全体に、なんとなくイヤな臭いがしみついて、部屋全体がストレスフル**になります。

ランドリーボックスは、換気できる場所に置けないか、置き場を再検討してみましょう。無理なら強力な消臭剤をランドリーボックスの底にしのばせて、臭いを吸着させます。空気を通す素材の袋に炭を入れ、底に置くのもおすすめ。炭は定期的に天日干しすれば繰り返し使えてエコです。消臭パワーが落ちてきたと感じたら、煮沸して、天日干しをして、再生できます。

生乾きの洗濯物臭はヘビーストレス

洗濯物は、洗濯した後も臭いに用心を。乾燥機を使う人は、靴下のつま先など乾きにくい部分までしっかり乾いていることを確認してしまう。**生乾きの部分があれば菌が増え、臭いの発生源に**なるので気をつけて。部屋干しするときは、なるべく早く乾く場所を選んで、洗ったのに臭い衣服にならないように！

スーツやコートなど、頻繁に洗ったり、クリーニングに出さない衣類を着たときは、消臭&除菌スプレーをして、よく乾かしてからクローゼットへ。

クローゼット内は、奥にカビが生えないよう、用心を。湿気がこもらないように、通気性を保つため、詰め込みすぎない工夫をしましょう。季節の変わり目にはすべての衣類を外に出し、風を通すと安心です。

リビングのカーテンなど布製品に注意を！

団らんや、就寝前のくつろぎに家族が集うリビング。この頃は、親の目が届く環境で学習することが学力アップにつながるとして、進学塾などで「リビング学習」が推奨されているので、家族がリビングで過ごす時間が増えている家庭が多いでしょう。

そのような部屋で、イヤな臭いがすればすぐに気づきそうなものですが、住み慣れた家の臭いというのは、安全な場所であるため、脳が「危険な臭い」だと認識せず、気づきづらいようです。

しかし臭いがあれば、脳のはたらきに影響するストレスになってしまいます。古賀先生が行った実験で、**家庭の不快な臭いのある部屋と、無臭の部屋で子どもの集中力を試すストや脳波（脳の活性を示すＰ３００）の測定を行ったところ、悪臭が脳のはたらきに影響することが確認**されました。

悪臭は、ゴミ箱など直接的な臭いの発生源だけでなく、カーテンやソファー、カーペット、壁紙などにしみつきやすいので、こまめに洗濯するか、消臭ケアを心がけたいもの。また半日に１度は窓を開けて換気しましょう！

最強の悪臭ゾーンは脳の休息の場

悪臭がしみつきやすい場所として、特筆すべきは寝室の寝具周り。よく知られる通り、寝ている間にたっぷり汗をかくため、その臭いが枕や布団にこもりがち。ほどほどならば自分の、そして愛する家族の体臭は不快ではないけれど、度を過ぎれば気づかぬうちにストレスになってしまいます。

脳にとって「睡眠」は最上の休養であり、インプットした情報を整理し、活力を蓄える欠くことのできない時間なので、なるべく良質な眠りが得られるように環境づくりが大切です。

カバーやシーツ類はなるべく頻繁に清潔なものに取り替え、枕や布団は短時間でも戸外で風にさらす、お日様に当てるなどして、快適に保ちましょう。

お気に入りの物はいい匂い？

ビンテージものはもとより、ビンテージものではなくてもジーンズやスニーカーはほとんど洗わず、そのクタクタの使用感を愛している人が多いかもしれません。

しかしその**愛する物が脳のストレスとなる悪臭の温床になっている場合も。**保管状態をチェックしてみましょう。

臭いがこもっていたら、洗わなくてもいいので、天気のいい日に戸外の日陰で風にさらしましょう。そして無臭消臭剤と除湿剤を利用して保管すれば、大切なものを状態良く、長持ちさせることができます。

いい汗をかいたら、汗臭対策を

スポーツが大好きな人にとっても、汗の臭いは悪いストレスになり、脳を疲れさせます。そして古賀先生の実験では、**汗の臭いが運動能力を低下させてしまう**こともわかりました。清潔なスポーツウエア&シューズでプレーすることが、最高のパフォーマンスにつながるのです。

運動後、すぐ洗濯しない物は、すぐに消臭ケアを。とくにシューズの中には臭いと湿気を吸着するグッズを入れて保管を。先にも紹介した炭も重宝。布で小さな巾着袋をつくり（100円均一ショップでも買えます）、炭を入れて、シューズにいれておくだけで、イヤな臭いを吸着してくれます。

脳の各部の名称

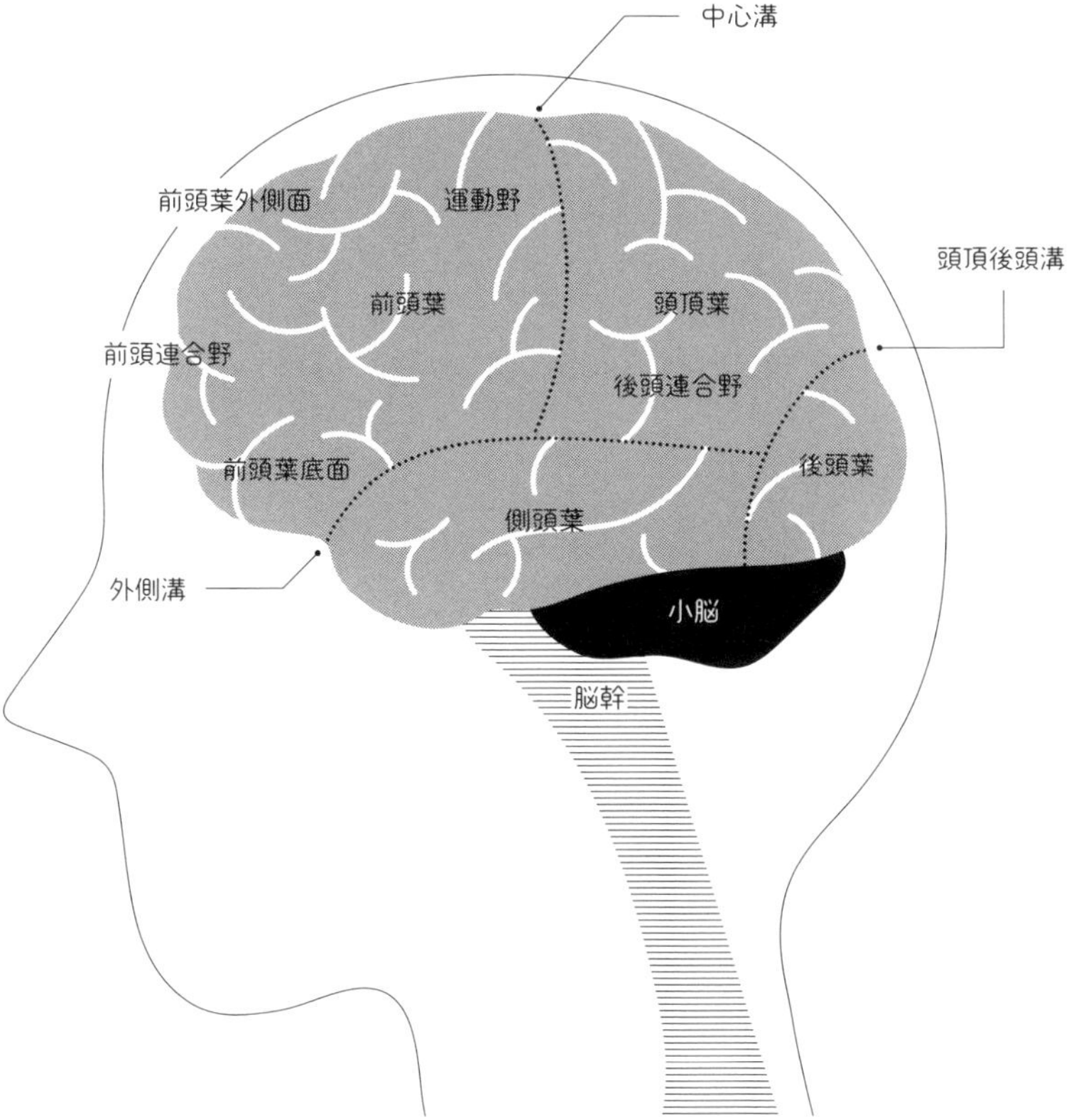

本文中に、脳の部位がいくつか登場します。この図で「なんとなく、このあたり」というイメージで読み進めてください。

いい匂いは脳を休ませ、活性化する

脳レスキューの香りを常備しよう

イライラしたり、ネガティブな思考が消えないとき、即効で脳を休ませるはたらきのある心地いい香りを利用しましょう。

左ページの上の図は、エッセンシャルオイルによる脳の「鎮静」と「活性」を比較した実験結果です。ラベンダーの香りは、鎮静を示す脳波・α波を多く出現させている一方、活性を示す脳波P300はあまり見られません。レモンは逆の作用が認められます。つまり、**休ませるにはラベンダー。そして気持ちをアップするならレモン**ということ。エッセンシャルオイルを常備し、ティッシュに1、2滴垂らして、ほのかな香りを嗅ぎます。

また満員電車での実験で、ミントガムのミントの香りが脳のストレスを緩和することが確かめられているので（下のグラフ）、**悩みが頭をもたげたら、ミントガムを噛んでひと息つくのもおすすめ**です。

エッセンシャルオイルによる脳波の比較

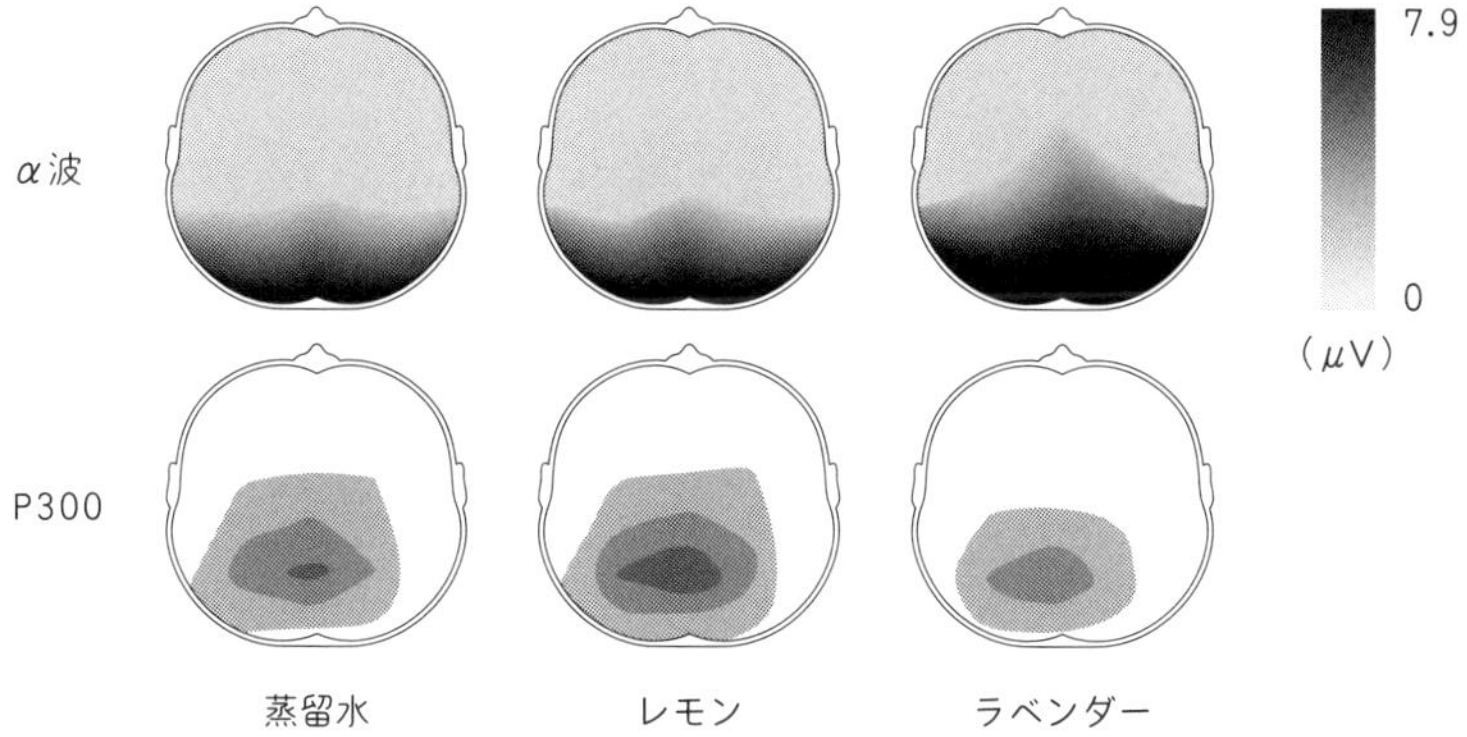

ラベンダーはα波を増やし、脳を休ませる。脳を活性化したいときはP300を大きく出現させるレモンなど柑橘系の香りがいい。

ストレス指標のクロモグラニンAの測定結果

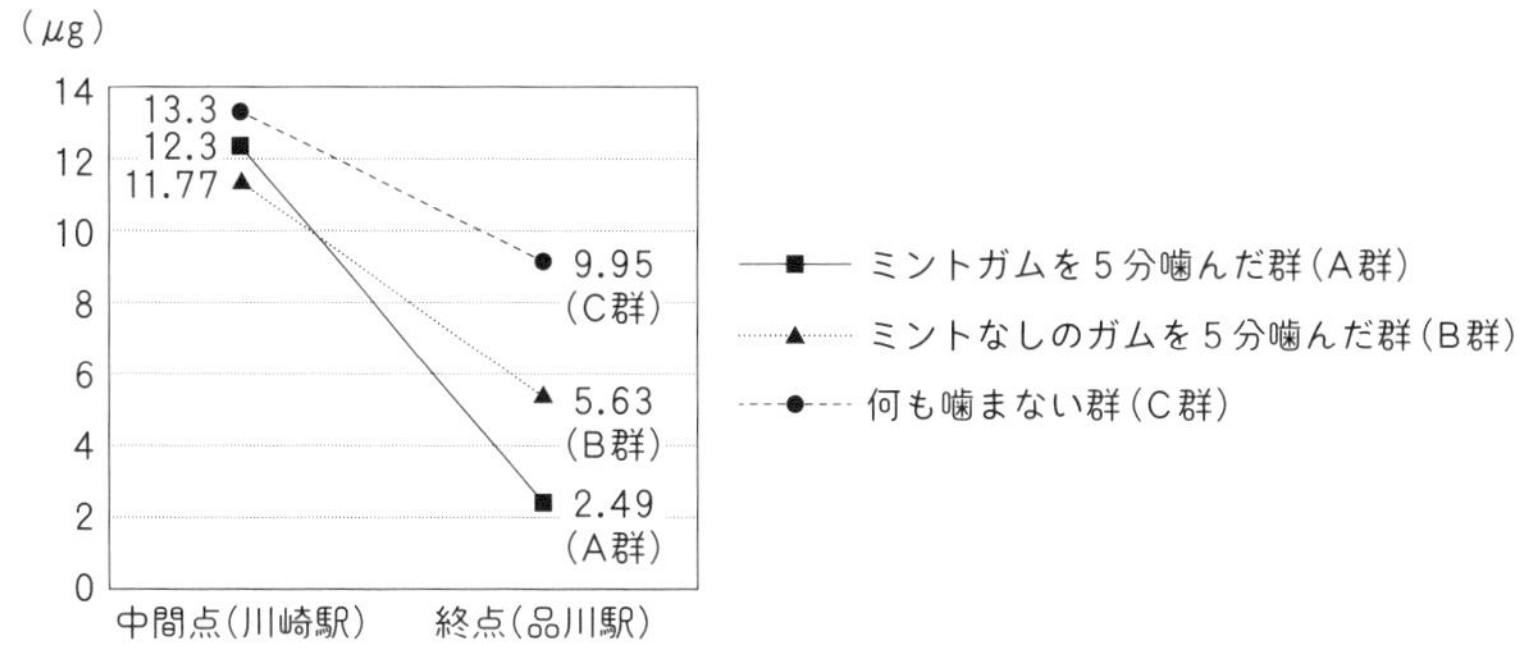

満員電車のストレスに対して、ミントガムを噛む効果を調べた結果から、「噛むという行為がストレス対処に効果があること」「ミントの香りに脳のストレスを緩和する作用があること」の2つがわかった。

脳を休ませる環境づくりを習慣に

百利あって一害なしのストレス対処

先にも述べた通り、脳を疲弊させる悪いストレスの要因（ストレッサー）には、環境に関するものがたくさんあります。生活上のいろいろな悩みを重く感じているときには、悩みそのものを解決しようと試みる前に、まず自分の環境がストレスフルではないか、見直してみるのも一手です。

脳がしっかりはたらけるように休ませるというのは、いつ、どんなときに行なっても決して害になることはありません。そして環境づくりは、相手が人や仕組みではなく、物であるという点で対処しやすいと考えることができます。

現代は、一般的にも物理的ストレッサー（騒音、温度・湿度、採光など）や化学的ストレッサー（ハウスダスト、化学物質、悪臭など）に対する理解が進みました。〝ものづくり〟をしている企業は、商品開発において他社製品と差別化する要素として、こうしたストレッサー対策をセールスポイントにした製品を積極的に開発しているので、ぜひ上手に取り入れましょう。物理的ストレッサーについては、睡眠の項で述べるので参考にしてください。化学的ストレッサーについては、とくに**家庭ではハウスダスト対策を心がけると、脳にやさしい環境づくりに**なります。

ハウスダストとは衣類などの繊維クズ、ダニの死がい・フン、ペットの毛、花粉、タバコの煙、カビ、細菌などさまざまなものの総称です。

いずれも空気中に舞い上がりやすく、体内に入るとアレルギー症状やぜんそくなどの健康被害を引き起こす原因になることもあり、そうでなくてもそのような環境下で生活することは心身のストレスになってしまいます。

家庭での対処として習慣にすると良いことは、ハウスダスト対策になる掃除用品を上手に活用するとともに、朝、なるべく早く掃除すること。人が寝ている夜間は、部屋の空気の動きが少ないので、ハウスダストが静かに床に落ち、床の上に溜まった状態になります。これを逃すのはもったいない。毎日ではなく、週1、2回でも、起きたらさっと掃除機やモップで除去してしまいましょう。

COLUMN 1

疲れた脳・健やかな脳に現れる脳波

脳がはたらくとき、必ず電気的な信号を発しています。心電図と同様に、頭皮上に置いた電極で脳が発している電気信号を記録することができ、それが脳波です。

イライラしているときの脳では、小刻みでギザギザの振幅のβ波(14ヘルツ以上)が出ています。ストレスが強く、眠ることもできません。できることならβ波を発することなく生活したい、と言えます。

一方、脳の活動が低下しているときに出る脳波はゆっくりと大きな振幅を示すΘ波やδ波（8ヘルツ未満)。睡眠中、この2つの脳波がたくさん出ている状態です。

よく知られている**α波（8～13ヘルツ）とは、脳が穏やかに円滑に活動している状態で出る脳波**で、波の振幅を見ても“良い状態”だと納得できる安定した波形が特長です。

このα波が多く出ているとき、脳は健やかにスタンバイしているということで、不快な事象に出会うとα波は途端に減少するので、α波の増減が脳のストレス度の尺度になります。

CHAPTER

2

脳の疲れをとれば、仕事がはかどる

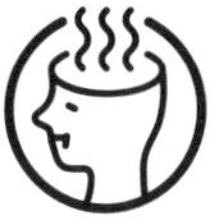

仕事がはかどるようになる食べ方、飲み方

脳を休め、癒す食習慣を始めよう

現代は多くの人が、とても忙しい毎日を送っています。仕事がはかどらないと感じている状態は、必ずしも〝なまけている〟わけではなくて、十二分に働いているのに、そもそもやらなければならない仕事量が多くて、いつまでも片付かないと感じている人が多いのではないでしょうか。

気がのらなくてなまけている人より、**なまけてはいないのに〝はかどらない〟と焦燥にかられている人のほうがストレスは強い**です。仕事によるストレスと、達成感がもてないストレスが相乗して、脳・心・体の疲労を増す悪循環になってしまいます。

働く人のストレスケアは企業や社会の喫緊の課題として重視されていることのひとつ。「労働安全衛生法」という法律が改正され、従業員が50人以上いる事業所では２０１５年12月から年に一度、「ストレスチェック」を全従業員に対して実施することが義務づけら

れました。

とはいえ契約期間が1年未満の人や、労働時間が通常の従業員の所定労働時間の3／4未満の短時間労働者は対象外で、従業員が50人以下の企業で働く人も多くいるので、みんなのストレスに注意が払われているとは言えません。

従業員が50人以上の企業で、法令を遵守し、ストレスチェックを実施している企業でも、結果に対してどう職場環境改善するのか、ストレスチェックは年1回で十分なのか、まだ取り組みは始まったばかりで、暗中模索の企業も少なくないでしょう。

時代は働く人のストレスと真摯に向き合い始めたところで、**未来は公的ストレスケアがスタンダードになることが期待されますが、今はまだ〝セルフケア〟が必要**です。

脳・心・体の疲労のループを起こさず、満足感の高い仕事をするために、すべての働く人が脳を休めるストレスケアに取り組まなければ、企業や社会の成長もありません。

先にストレスは〝解消〟というより、「日々、対処する」と考えるのがブレインヘルスのこつであることをご紹介しました。脳には生活の中で起こる小さなトラブル（デイリーハッスル）の蓄積がストレスの原因になります。

デイリーハッスルのイメージは、ボクシングのボディーブロー。1発でノックアウトされることはなくても、連打でじわじわダメージを受けるという感じで、脳のはたらきを歪めてしまうので、日々の対処が肝心なのです。

意識的に**ストレスと上手に付き合う対処法「ストレス・コーピング」の方法として「3つのR」が知られています。**

ひとつ目のRは「Rest（休息）」で、主に睡眠。2つ目は「Relaxation（癒し）」で五感を穏やかに刺激し、リフレッシュすること。3つ目はこの後の章で紹介する「Recreation（活性化）」です。

1日の中に、3つのRのすべてを組み込んだ生活リズムをつくることが、毎日必ず発生する捉えどころのないストレスに対処をすることになります。

ここでは「Rest（休息）」と「Relaxation（癒し）」についてご紹介しますが、仕事がはかどらないことを悩み、忙しくしている人でも可能な方法として、食べるもの・食べ方、飲むもの・飲み方のポイントにしぼりました（睡眠については最終章でくわしく述べます）。

脳をリフレッシュするブレインフードをとるだけでなく、最大の「Rest（休息）」である睡眠の質や目覚めの質を上げる食習慣など、結果的に脳を休めることにつながるので、ぜひ実践しましょう。

古賀先生の研究など、**ブレインヘルスのエビデンスの出ているアイテムの中から、ひとつ食べる（飲む）くらいなら、どんなに忙しい人でも今日から実行できる**のではないでしょうか。

脳を喜ばせるのが目的なので、ゲテモノとか、強烈な味のものはありません。どれも一般的には「おいしいもの」です。とくに好みに合うものから試してみてください。

いますぐできる脳が喜ぶ食習慣

脳を休ませるおやつを常備

脳にいい〝ブレインフード〟としてよく知られているのはチョコレート菓子の製品名でも知られるＧＡＢＡ（Gamma-Amino Butyric Acid の略）。**正体は「γ-アミノ酪酸」というアミノ酸の一種で、脳に存在している興奮を鎮める神経伝達物質なので、ストレスを和らげ、リラックスを促す**作用をもっています。

また、昼に十分なＧＡＢＡをとることは、夜の睡眠の質を良くするとも考えられるので、日中の食事やおやつで、しっかりとりたい機能性成分です。**ストレス緩和には1日１００㎎程度**は必要で、チョコレートでは手軽に食べ、ＧＡＢＡをとりやすい商品がたくさん発売されているので、おやつとして常備しておくとよいでしょう。

ただし、ＧＡＢＡは身近な食品からもとれます。発芽玄米１００g中に約10㎎、ジャガイモ100g中に約35mg、トマト100g中に約60mg、みかん100g中に約17mgのほか、ナス、アスパラガス、カボチャ、キュウリ、メロンなどの野菜や果物、漬物・キムチなど一部の発酵食品に、ギャバが多く含まれています。

朝に勝つ、おめざ&朝食

朝、すっきり目覚められると、質の良い眠りがとれた実感がもてます。昔の人はそのためか、「おめざ」と言って、脳が素早く覚醒する甘いものをひと口、起きてすぐ口にしました。実は、古賀先生のアイスクリームが脳のはたらきに与える影響について調べた実験で、朝の「おめざ」で、チョコレートコーティングされたバニラアイスが脳をリラックスさせ、かつ日中の活動に備えてしっかりと覚醒させることがわかっています（42ページの図）。**チョコレートコーティングされたバニラアイスは、ひと口大のものなら3個程度、小ぶりのバータイプなら1本**が適量です。

一方、朝食には温かいスープを加えて。おめざアイスと同様に、温かいスープを飲んだ直後から広範囲に多量の周波数の高いα波が出て、食後、気分よく活動に取りかかれる脳のスタンバイOK！　という状態になります（43ページの図）。

アイスが脳に与える影響をα波で比較

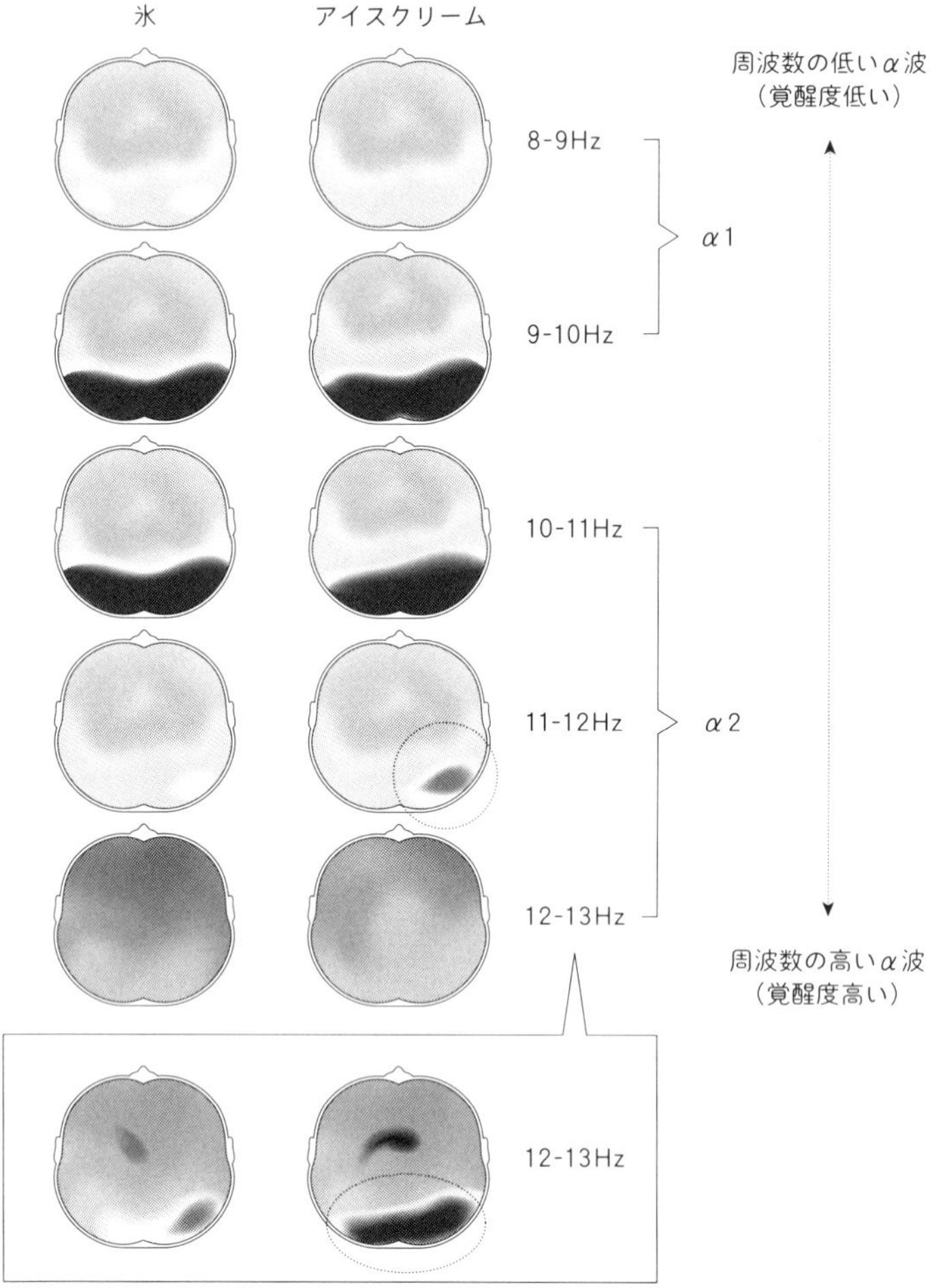

安静な状態でチョコレートコーティングされたバニラアイスひと口大1個と氷1さじ（10.5g）を食べた後、α波の出現を比較。アイスのほうが脳が活性していることを示す周波数の高いα波が多く出た。

温かいスープが脳に与える影響をα波で比較

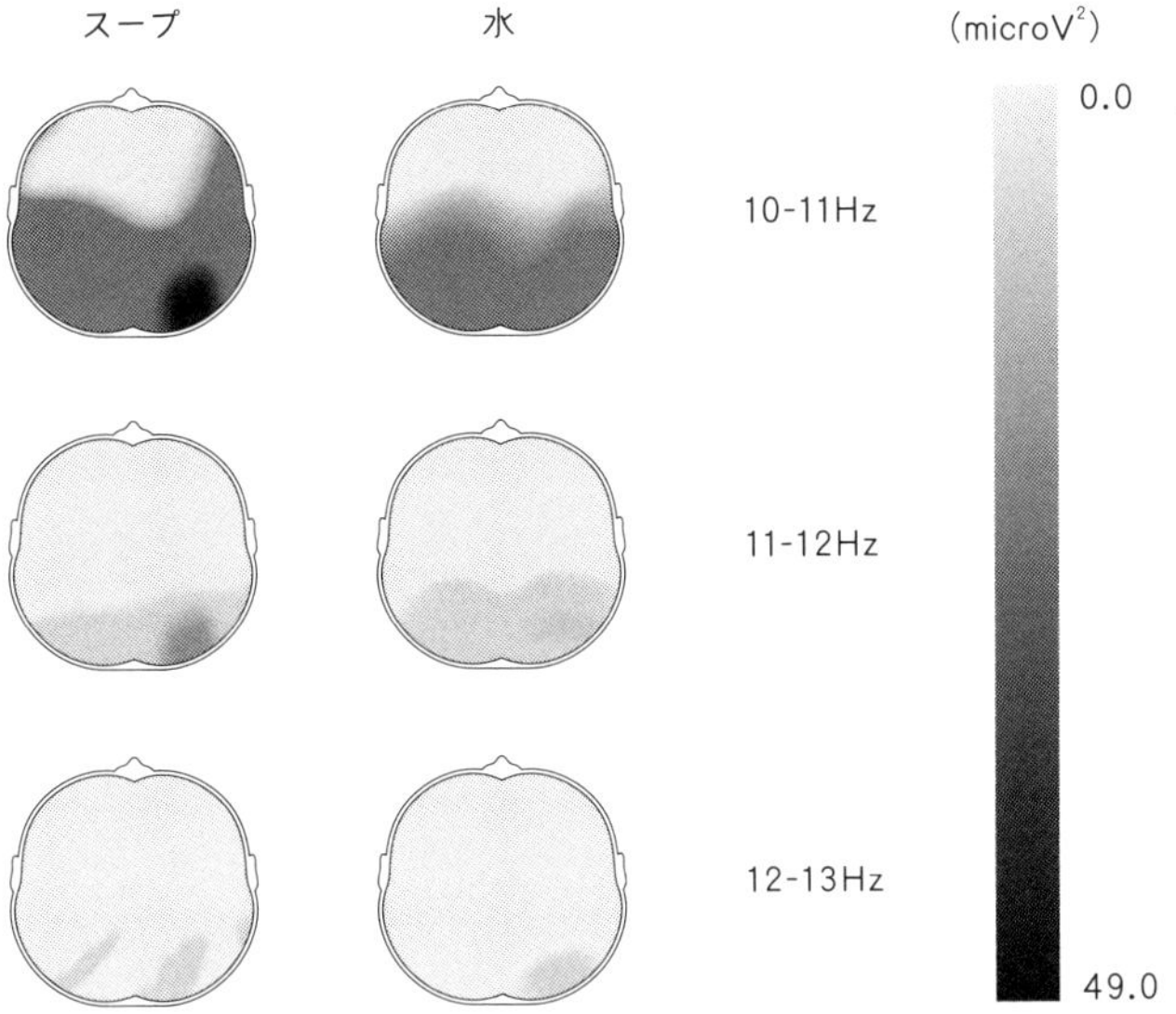

安静な状態で温かいスープ(150ml)と冷たい水(150ml)を飲んだ後、α波の出現を比較。(150ml)
スープのほうが脳が活動に備えてスタンバイしていることを示す周波数の高いα波が多く出た。
＊α波周波数帯域の1Hz刻みのトポグラフマップ比較

最強のランチデザートはこれ！

仕事や勉強の最中に脳を休ませ、新たな活力を与えるのに、もってこいの1品はアロエ果肉の入ったヨーグルトです！　アロエ果肉入りとプレーンヨーグルトを食べた後、専門的なテストを実施。その間の脳の血液量を比べた実験で、**アロエ入りヨーグルトを食べると前頭葉の血液量が増加し、活性化される**ため、前頭葉の「前頭連合野」にある記憶システム「ワーキングメモリー」の能力が向上することがわかりました（45ページの図）。

ワーキングメモリーとは情報を処理するための短期の記憶で、人の思考や判断にとても重要な役割を担います。たとえば「カレーをつくろう！」と思ったとき、パッと「肉、タマネギ、ジャガイモ……」と、何が必要か材料を思い浮かべる能力のこと。加齢によって衰える能力ですが、日頃から自分で課題を思い浮かべ、必要な7アイテムを言うトレーニング法（マジック7）で鍛えられます。材料が7つ言えたら、次はスパイスを7つ言い、代用品がないか工夫やイメージをすることでより鍛えられます。

日常的にマジック7で楽しくワーキングメモリーを鍛えつつ、午後に重要な打ち合わせやプレゼンがある日のランチはぜひ、アロエ果肉の入ったヨーグルトで締めましょう！

アロエの脳機能に与える影響

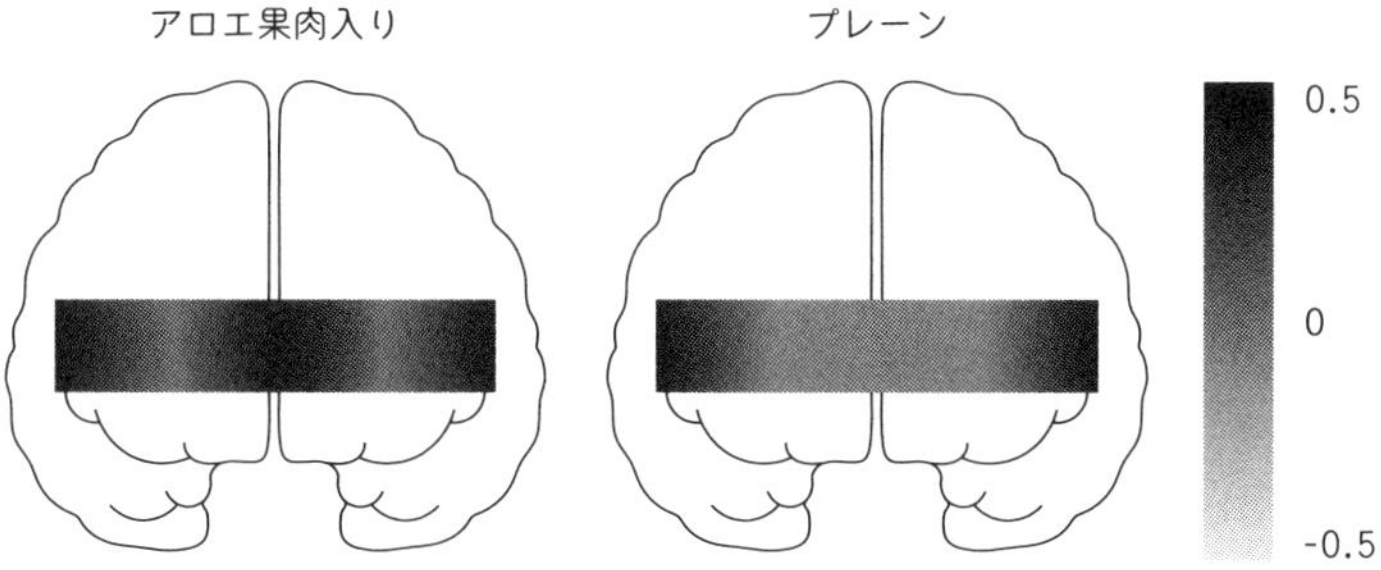

安静な状態でアロエ果肉（40g）入りとプレーンヨーグルトを食べた後、スリーバック記憶テストを３分間実施し、検査中の脳の状態を近赤外線スペクトロスコピー（光トポグラフィー）で測定。前頭葉の血液量を比べ、アロエ入りヨーグルトが前頭葉を活性化したことがわかった。同様の結果はクレペリン検査でも確認された。検査と同時に行われた気分の変化を聞くアンケートでは、アロエ果肉の入ったヨーグルトはリラックス度を増すこともわかった（アロエのチカラＰＲ事務局調べ）。

コーヒーの飲み分けで脳に差がつく

ビジネス街の朝のコンビニやカジュアルなカフェでは、テイクアウトのコーヒーを買う人の列が珍しくありません。コーヒーにこだわる人、豆やグッズの専門店も増えました。気分転換したいとき、コーヒーを飲む人も多いでしょう。**せっかく飲むなら、ブレインヘルス研究で確かめられた〝種類別、香りの効能〟を利用**して、望む気分に転換しましょう。

47ページの図とグラフは、7種のコーヒーでリラックス度を示すα波の出現状態、脳が活発にはたらいている指標となるP300が大きく現れるまでの速さを比べたものです。

この相関を基に分類すると、次のような場面でコーヒーを飲み分けると、香りの効能を有効活用できます。

リラックス優先：プレゼンや苦手な人との面談の前　→グアテマラ、ブルーマウンテン

集中力でチョイス：上司との打ち合わせや家族との真剣な会話、ドライブへのテイクアウト、語学学習中　→ブラジルサントス

聡明さでチョイス：企画書作成中や得意先との商談前、マンション自治会の会合前や会合中　→マンデリン、ハワイコナ

のんびり気分優先：趣味の時間、アウトドアにテイクアウト　→モカマタリ

コーヒー豆の種類によるα波の比較（10.5～11Hz）

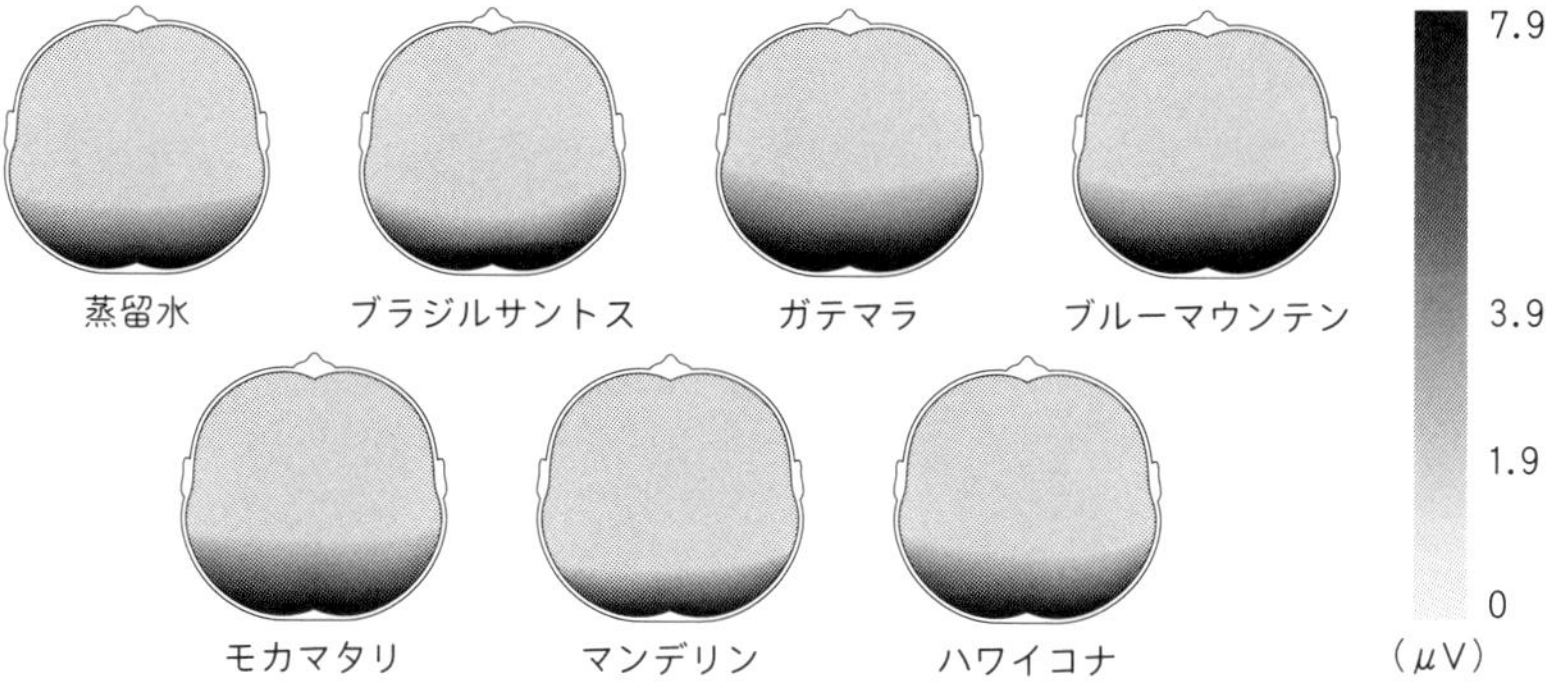

6種類のコーヒーを中煎り・中挽きにして98℃で淹れた香りを被験者に約6分間、嗅いでもらい、その間に出現するα波を測定。リラックス度が高かったのは、グアテマラとブルーマウンテン。逆にマンデリンやハワイコナは無臭の蒸留水よりα波が少なかった。

コーヒー豆の種類によるP300の潜時の比較

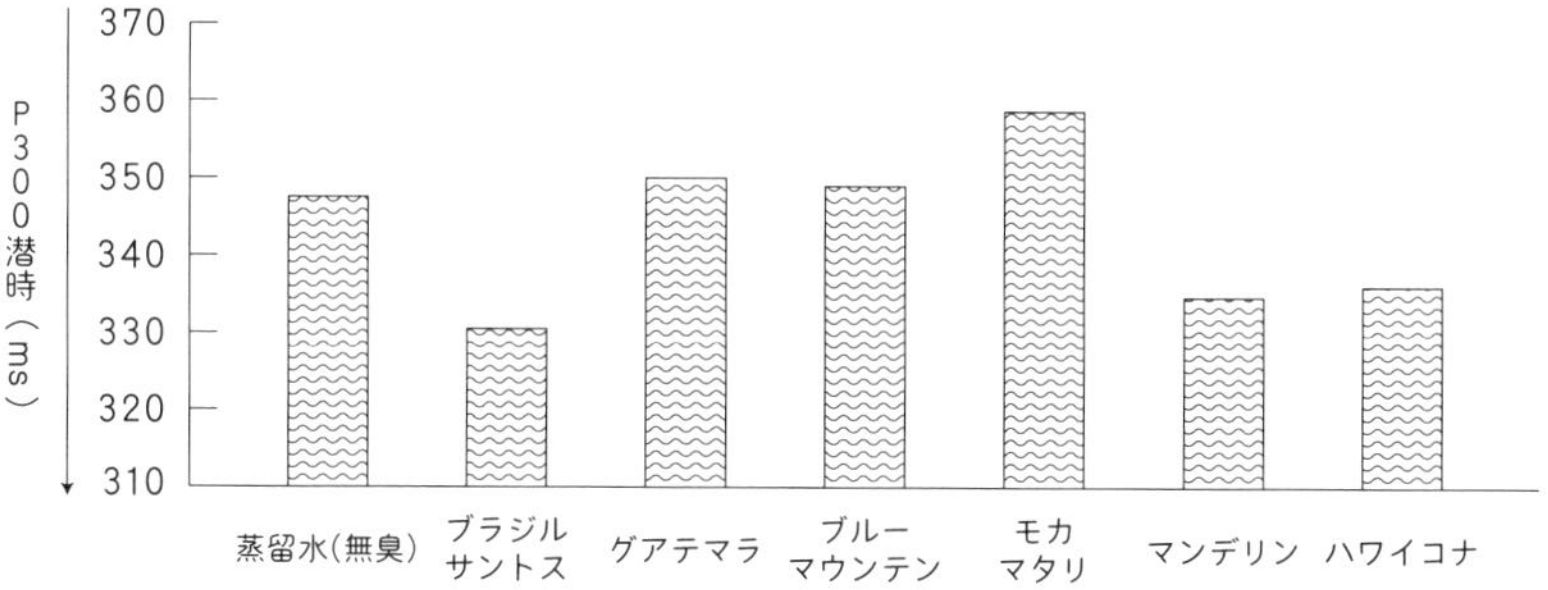

α波の実験と同様に香りを嗅いでもらい、課題を与え、脳がはたらいている指標P300の波形が最も大きくなるまでの速さ（潜時）を調べた。潜時は短いほど頭の回転が速く、情報を処理している証。グラフは短いほどP300が速く出現したことを示している。ブラジルサントスやマンデリン、ハワイコナが速かった。

身近なドリンク、脳のための飲み分け

コーヒーが苦手な人もいるかと思うので、身近なドリンクの中からいくつか脳の活性作用のある飲み物と、「Rest（休息）」と「Relaxation（癒し）」を促す飲み物をご紹介しておきます。

ひと息つくときに、何を飲むか。それだけで脳を喜ばせてやれるなんてお手軽です。健康維持には1日に1・5リットルの水分補給（バランスのよい食事から1リットル）が必要ですが、十分に飲めない人も多いので、こうしたエビデンスを動機付けにして、過不足ない水分補給をすることも大切でしょう。

「60℃に温めたグレープフルーツジュース」と「常温のグレープフルーツジュース（10℃以下）」、「水常温（10℃以下）」を3分かけて飲んだ後、簡単な計算問題をする実験で、問題達成数がホットグレープフルーツジュースを飲んだときが最も多かったことがわかっています。

脳の血液量は温度にかかわらず、グレープフルーツジュースを飲んだときに増えたものの、血液量の上がり方、効果の強弱に違いが見られました。**ホットグレープフルーツジュースは、心や体があたたまるだけではなく、勉強の能率もアップ**させてくれます。

たとえば受験生が追い込みに入る秋から冬にかけて、お母さんがエールを送ってあげようと思うなら、グレープフルーツを手搾りした後、温めた1杯のホットグレープフルーツジュースの差し入れがおすすめ。同様に、これからもうひと頑張りするぞという場合、仕事の合間にひと休みするときにも良いでしょう。

オレンジジュース（17℃）でも実験は行われていて、水（17℃）と比べて飲用後はポジティブな心理指標が高くなることが確認されています（POMS2ならびにVASという専門的なテストによる）。

また、前頭葉の血液量も調べたところ、**オレンジジュースのほうが素早く血液量が増え、脳が活発に動く**ことが確認されました（51ページの図）。

この実験結果から、オレンジジュースは緊張感を減らし、積極的で明るい気持ちをもたらすことで生産性の向上につながる可能性があると考えられ、前向きな気分転換に活用できると言えます。

ドリンクと聞くと、疲労困憊の夜の友・お酒についても気になるところ。お酒を飲むとよく眠れると思っている人もいるかもしれませんが、それは誤解で、確かに寝つきがいいこともありますが、浅い眠りが続き、何度も目を覚まして、睡眠の質は下がります。また、利尿作用があるのでトイレに起きる回数も増えます。

だから飲むのは寝る3時間前、夕飯中・後に適量を守りましょう。

酒類の適量は日本酒なら1合、ビールは中瓶1本、ウイスキーはダブル1杯、ワインは180mlです。

ブレインヘルスの視点で言うなら、良い香りを楽しみながら、ちびちび1杯飲むような飲み方が理想的。

梅酒は香り成分ベンズアルデヒドがリラックスを促してくれます。ウイスキーやブランデーなども、芳醇な香りが脳の「Rest（休息）」と「Relaxation（癒し）」につながり、とくに快感の感受性を高めることが実験であきらかになっています。

飲料摂取の前頭葉（脳血流）の状態

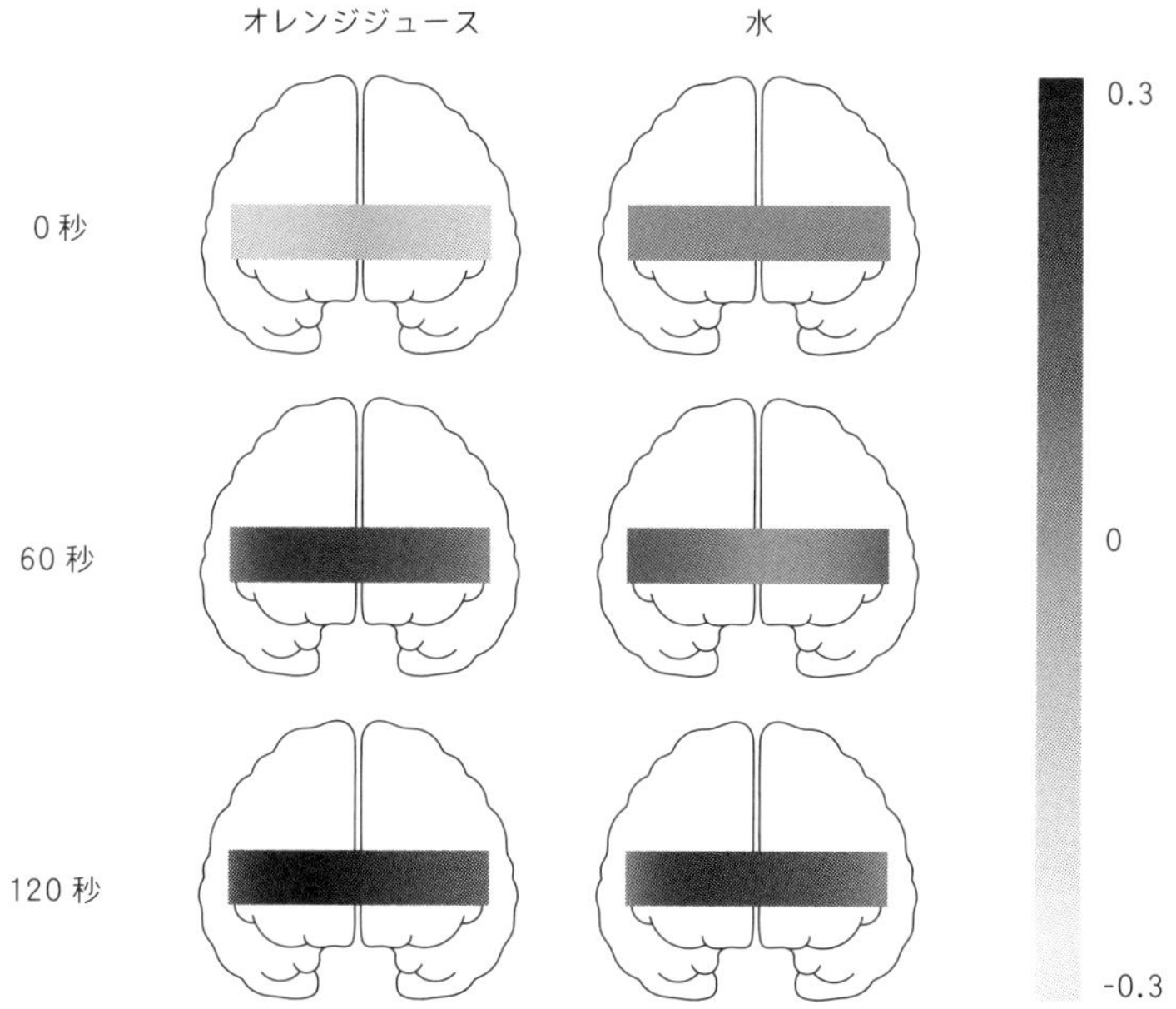

同じ温度のオレンジジュースと水を飲んだ後の前頭葉の血液量を近赤外線スペクトロスコピー（光トポグラフィー）で測定したところ。四角い部分が濃いほど血流が活発で、オレンジジュースのほうが素早く血液量が増え、脳が活発に動くことが確認された。

COLUMN

2 いきいき脳の指標P300

脳は多少のストレスも能力を発揮するチャンスにする、タフなはたらき者。脳がそのように**活発にはたらいているとき、脳内に現れる脳波がP300で、脳の健やかさのバロメーター**のひとつと言えます。

「認知・判断・行動」する際、その状況に対する注意の集中度が、P300の波形が最も大きくなるまでの速度（潜時）と振幅の大きさで測定できます。速く大きなP300が出現する脳を保つためにブレインヘルスの生活習慣を実践しましょう。

P300の波形

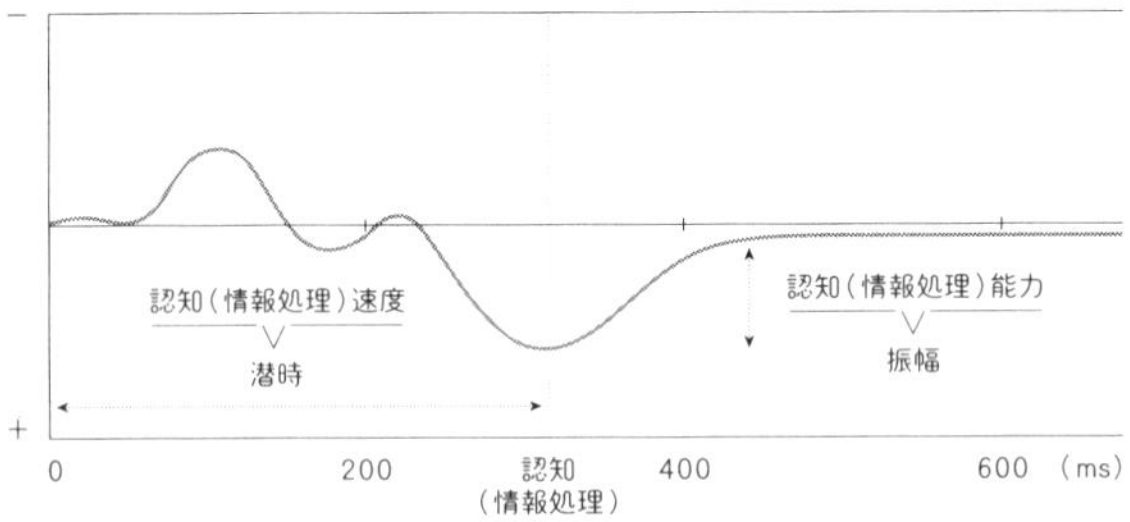

潜時が短く、振幅が大きいほど脳が集中的に能力を発揮する状態と言える。基本的には、昼から夕方にかけてP300の振幅は大きく、朝と夜は小さい。つまり注意力が必要なことは昼から夕方に行なうのがベターということ。

CHAPTER

3

脳の疲れをとれば、部屋は片づく

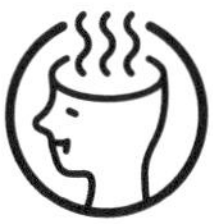

疲弊しきった脳にやる気を出させる

根性ではアップしないやる気を起こす

やる気がない、モチベーションが維持できないとき、根性論的に考えてしまうと、対処法を見つけにくいかもしれません。しかし日本の企業文化の中ではまだ根性論がまかり通っているところも少なくありません。**うつ病などの病気を予防するためには、いつもとは違う症状があったら、早めにケアを試みることが大切**です。

多少は部屋が散らかっていても、よけいな物が捨てられなくても、その状態が自分にとって心地いいもので、家族の迷惑でもなく、ストレスにならなければ構いません。しかし、ずっと散らかっていること、断捨離できないことが気にかかっているのなら、それが脳にストレスを与え続けていて、そのストレスのせいで生活上のさまざまなことに対する意欲が低下している可能性があります。

一方、客観的にみて、あきらかに健康的な生活に被害があるような〝片づかなさ〟があるとしたら、それは精神科などで治療が必要な可能性が高いので、ここでは除外します。

すると一般的には誰もが「やりたいこと」「やらなければならないこと」をなんとかしてこなそうと、さまざまな工夫や努力をしているでしょう。本書のような本を買い、能動的に改善しようとしている人は、よりラクで効率的、効果的な方法はないか、探しているのではないでしょうか。

それでしたら、「脳を休める」という古くて新しいキーワードで対処するのは向いています。脳はめったにオーバーワークを訴えないので、つい気づかぬうちに酷使し、疲れさせてしまう人が多いのです。

これまで「脳の健康」に対して何もケアしたことがない人なら、ちょっとした生活改善がブレインヘルスに大きく役立ち、生活上のさまざまな困りごとを解決するきっかけになる可能性が高いです。たとえズボラな人でも、生活の中で手軽にできることがたくさんあるというのも朗報でしょう。

中には、とても素朴なケア法もあり、「こんなことで脳が休まるの？」と疑問に思うこともあるかもしれませんが、本書で紹介している方法はすべて脳波や血流量などブレインヘルス研究のエビデンスに基づいています。

脳は、安静を好まず、適度な刺激を受け、「認知・判断・行動」をクリエイトしていたい。そして、ぐっすり快眠したい。

つまり、やる気が出ないとき、だらだらしていたらよけいにやる気は出なくなってしまうでしょう。たいして興味がないテレビや暇つぶしだけのゲームは、脳にとってストレスで、さらに疲れさせてしまう可能性大です。それこそ脳の特別な休養・栄養です。

根性論でもダメ、安静もNG。脳には、脳の喜ぶ休養と栄養を与えて、やる気やモチベーションを高め、維持していきましょう。

脳を休ませるポイント

体が疲れたときは安静にさせるが、脳の疲れは安静ではとれない！

睡眠	夜間に連続して7～8時間、レム睡眠とノンレム睡眠（110ページ）の繰り返しが4～5回（そのうち20％程度のレム睡眠がとれる）

3つのR	**Rest（休息）** 主に睡眠 **Relaxation（癒し）** 五感を穏やかに刺激し、リフレッシュすること **Recreation（活性化）** ストレスによって生じた心身の歪みを、本来の状態にリ・クリエイト（創り直し）するワーク（75ページ）

TRAINING

1

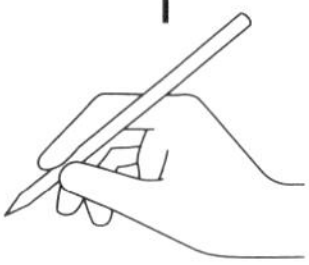

写真de いいかげん川柳

写真を見てイメージする情感を五七五で表現しましょう。右脳の感情表現力に加え、17文字の言葉にする左脳の力も必要で、脳はバランスよくはたらき、憩います。「いいかげん」が肝要で、字余りを気にせずひねりましょう。

例

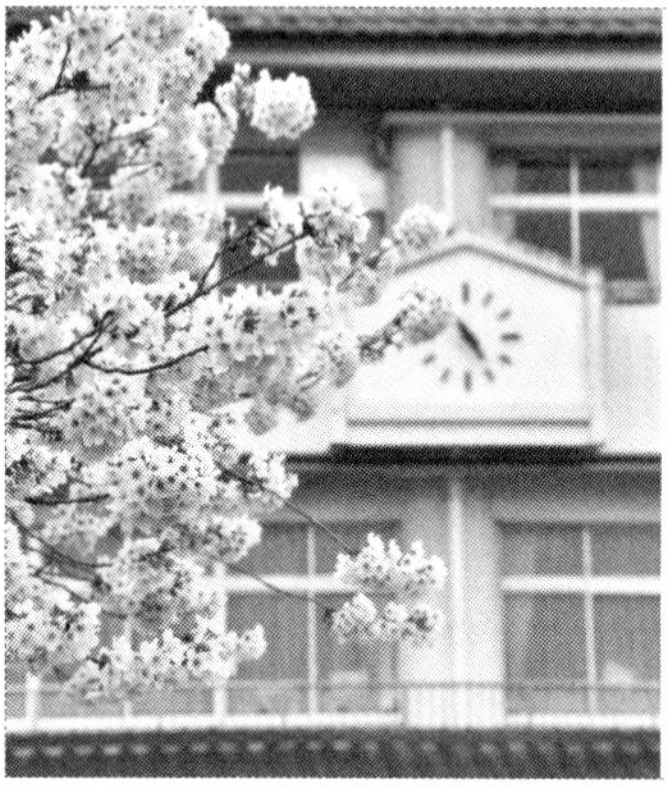

春だから
「眠い」と言い訳
変わらない

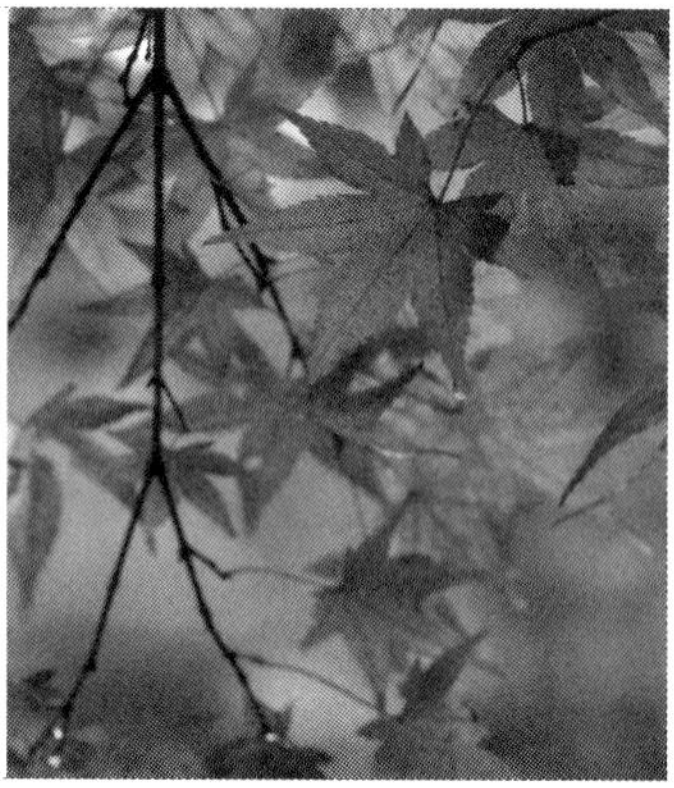

もみじ葉が
ついに孫の手
重なる齢

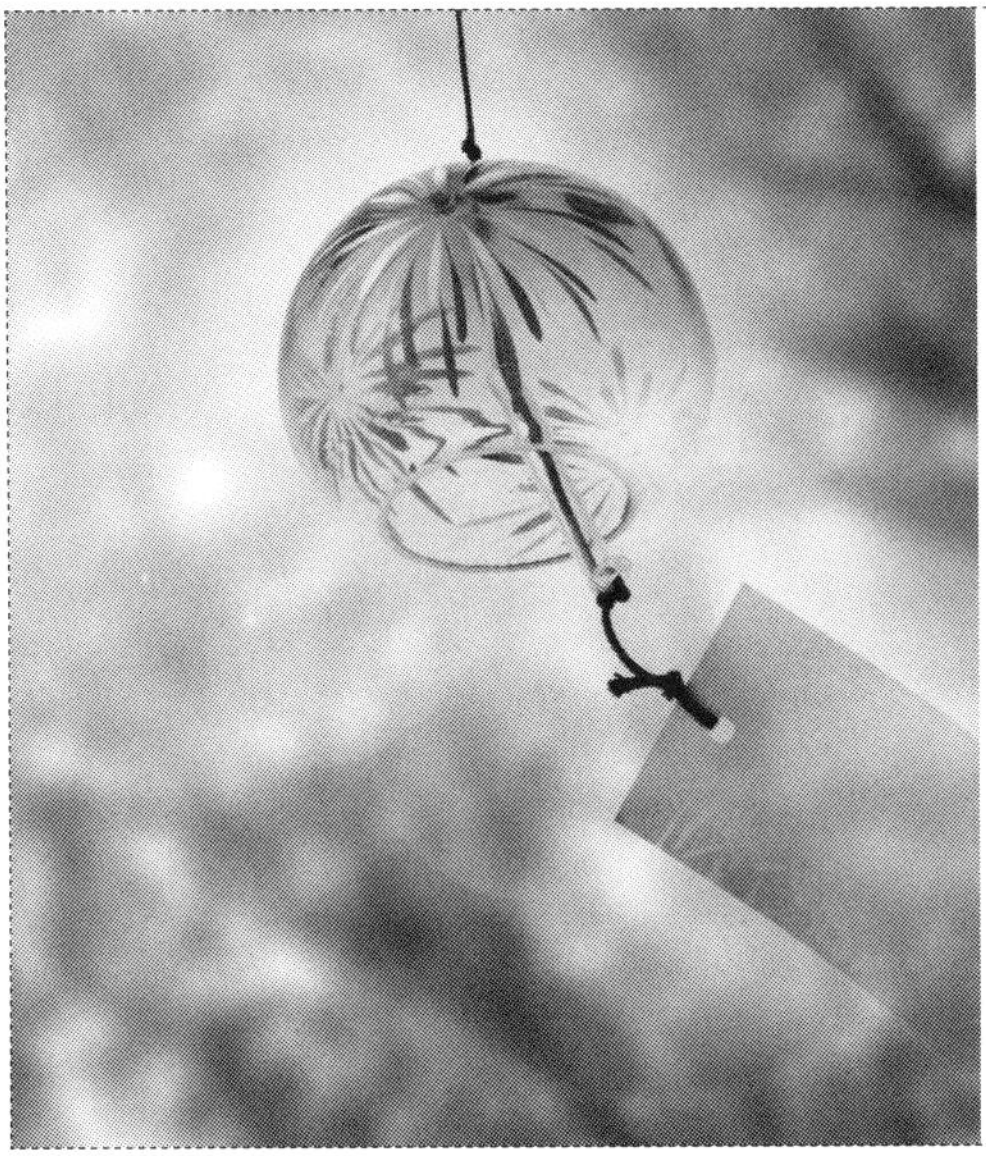

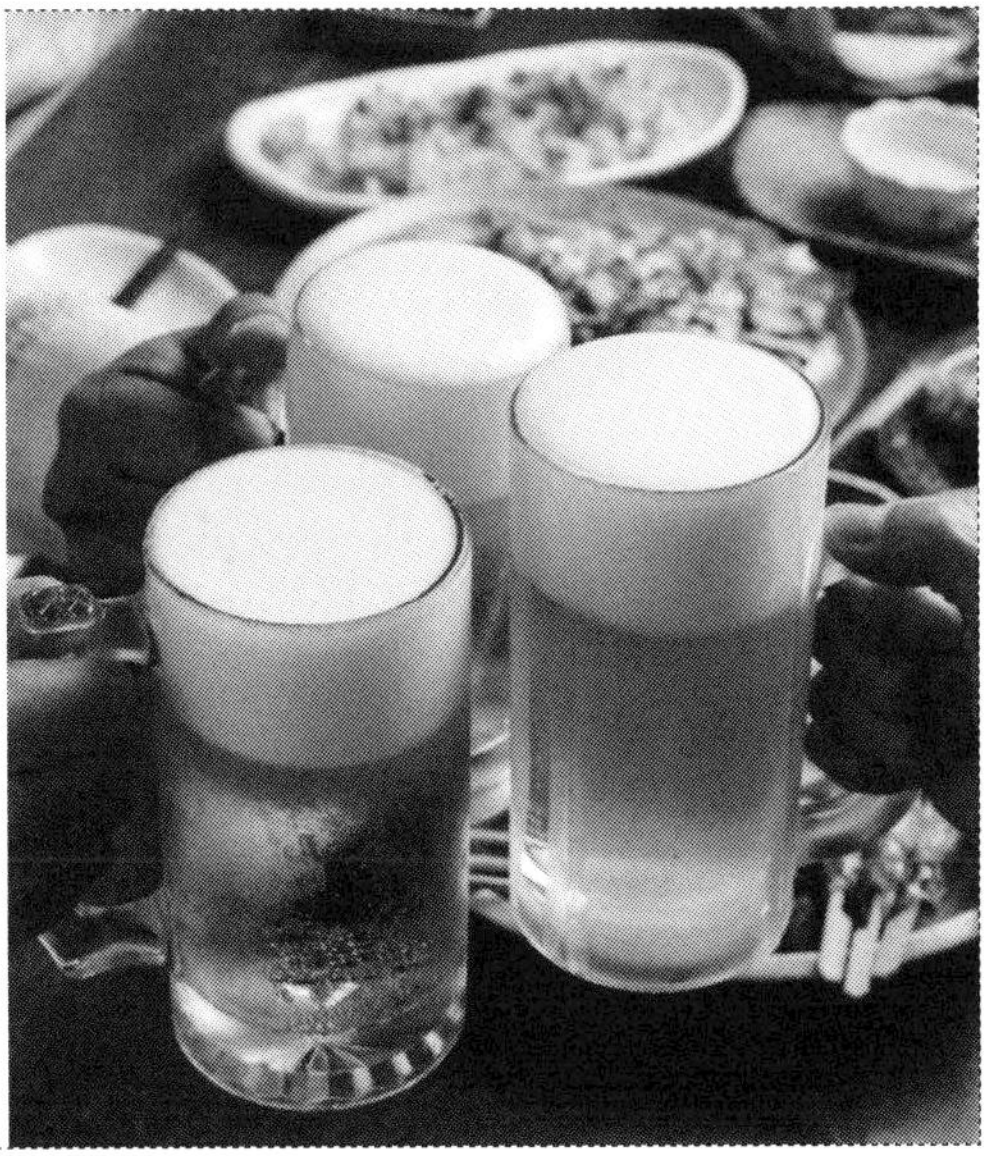

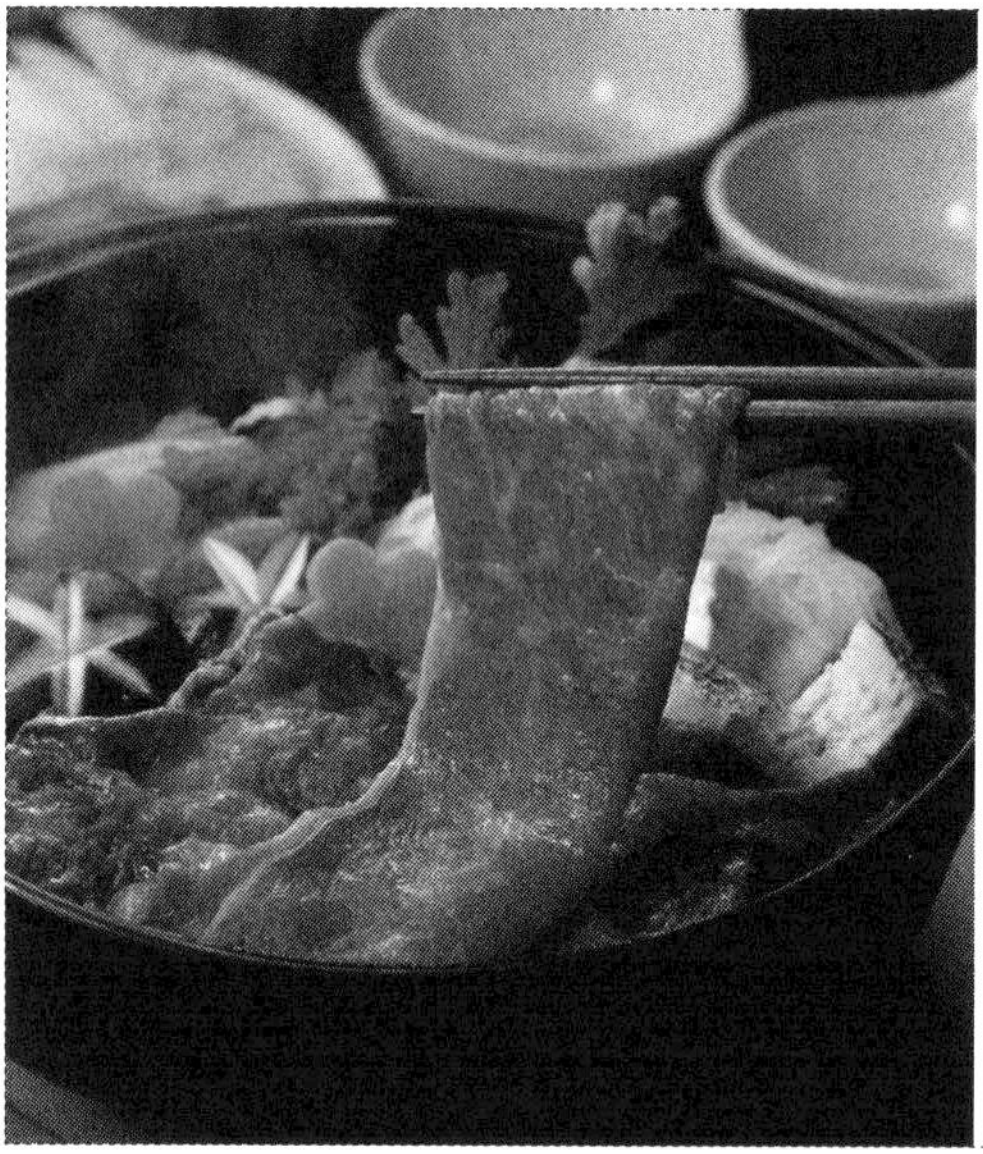

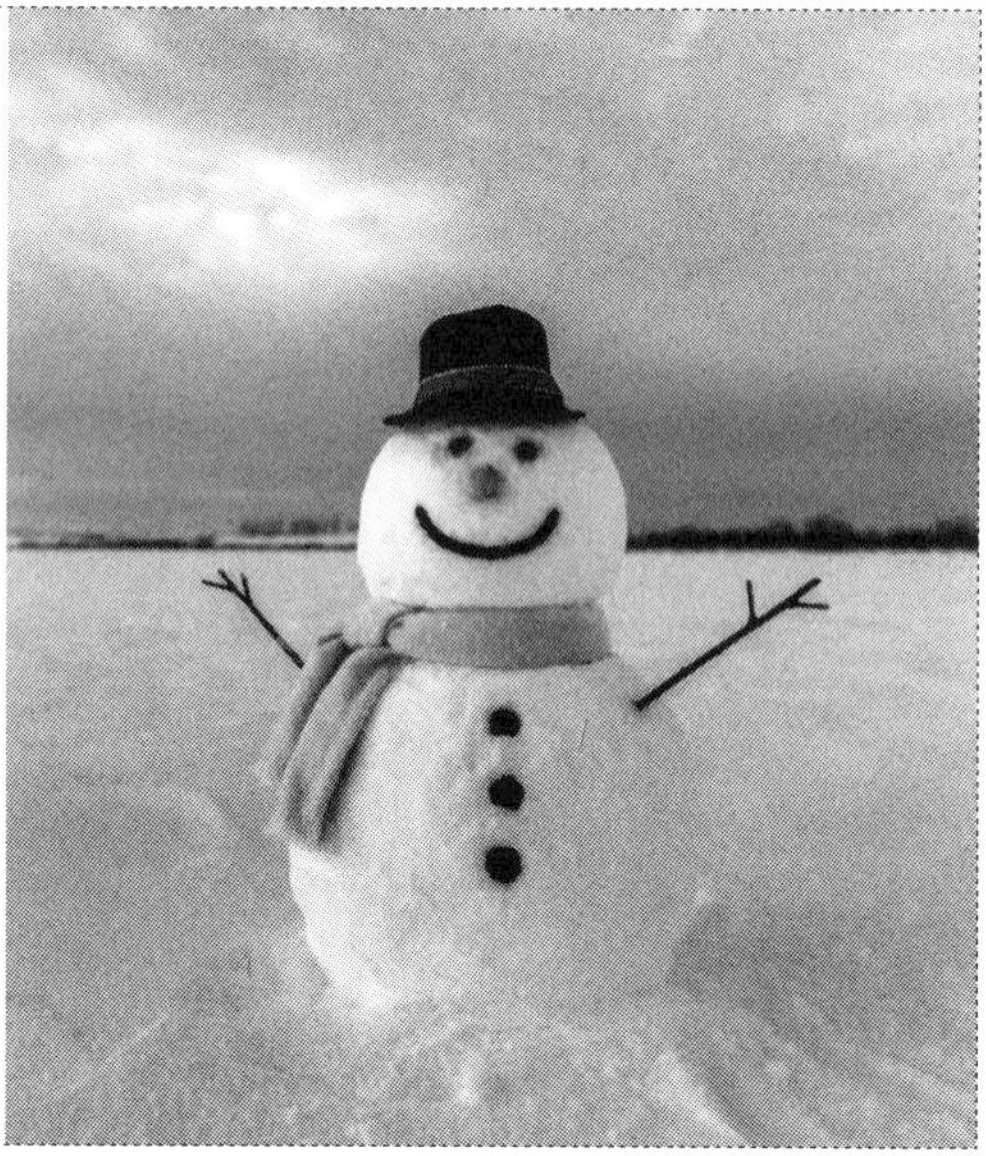

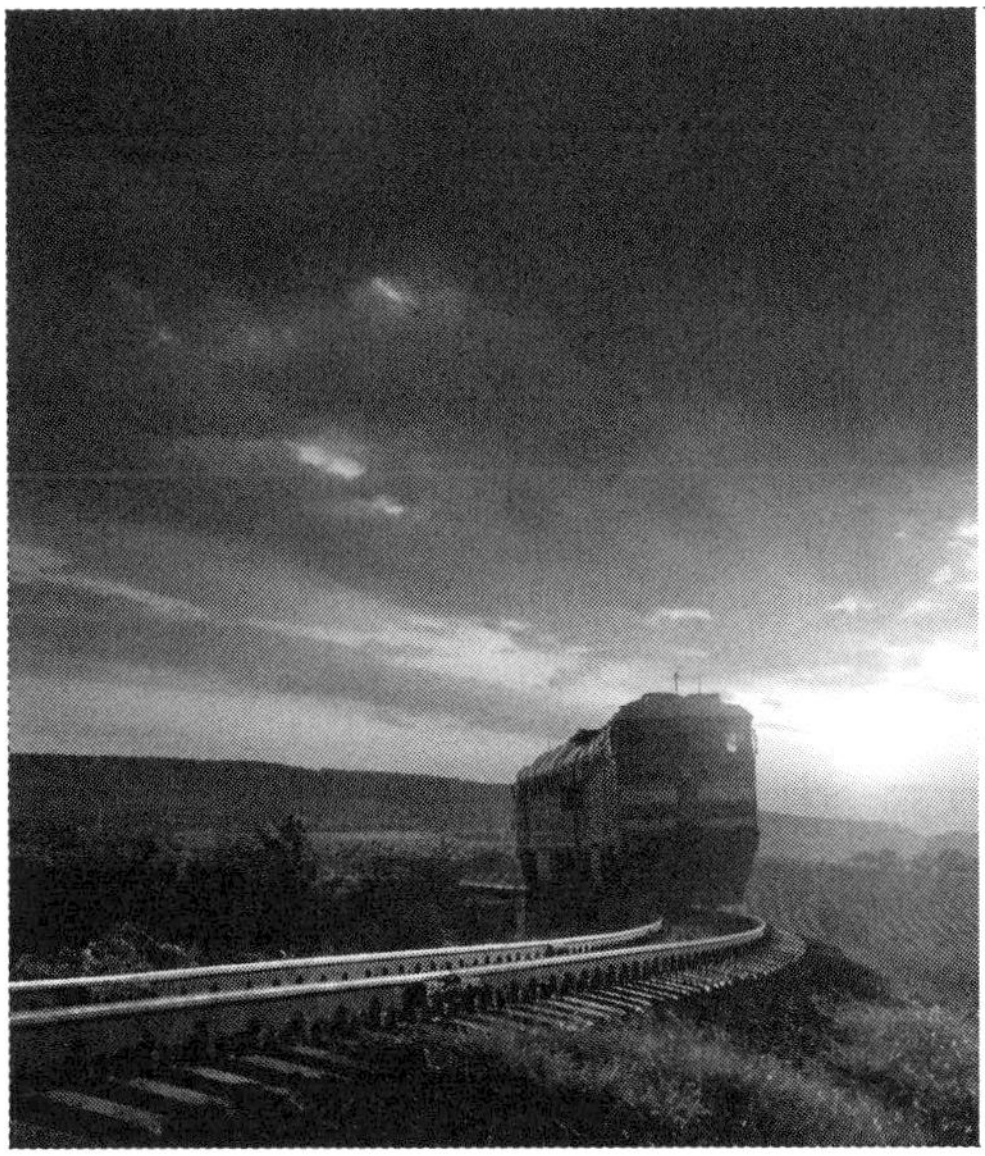

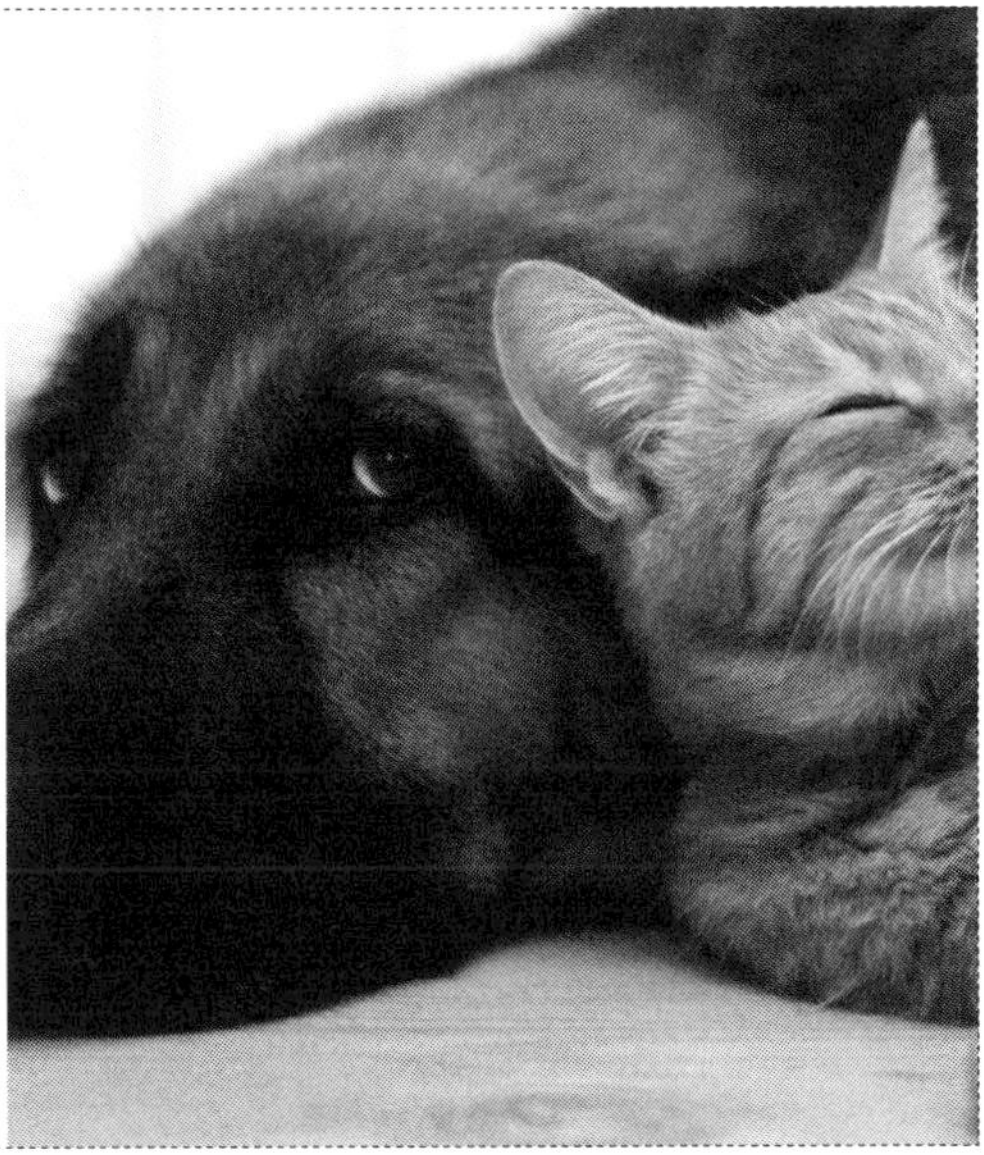

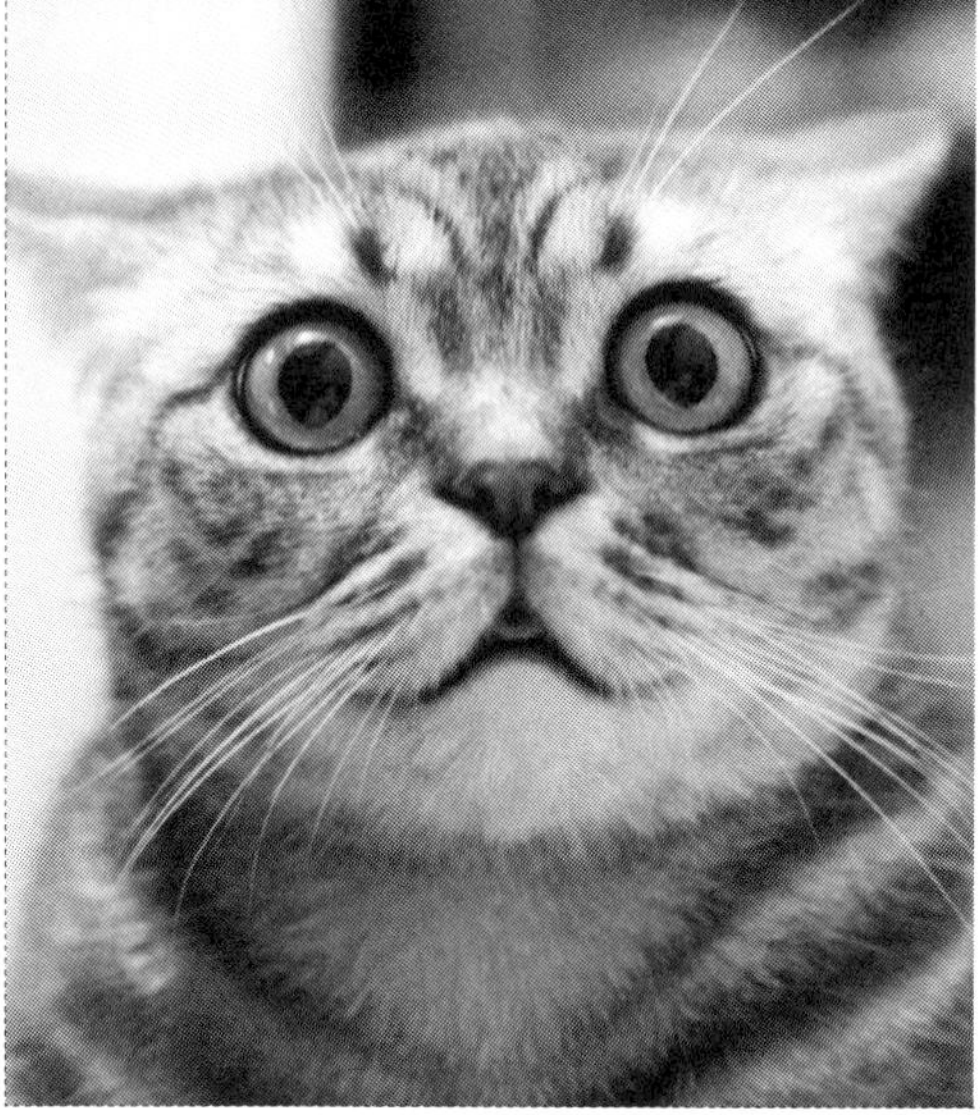

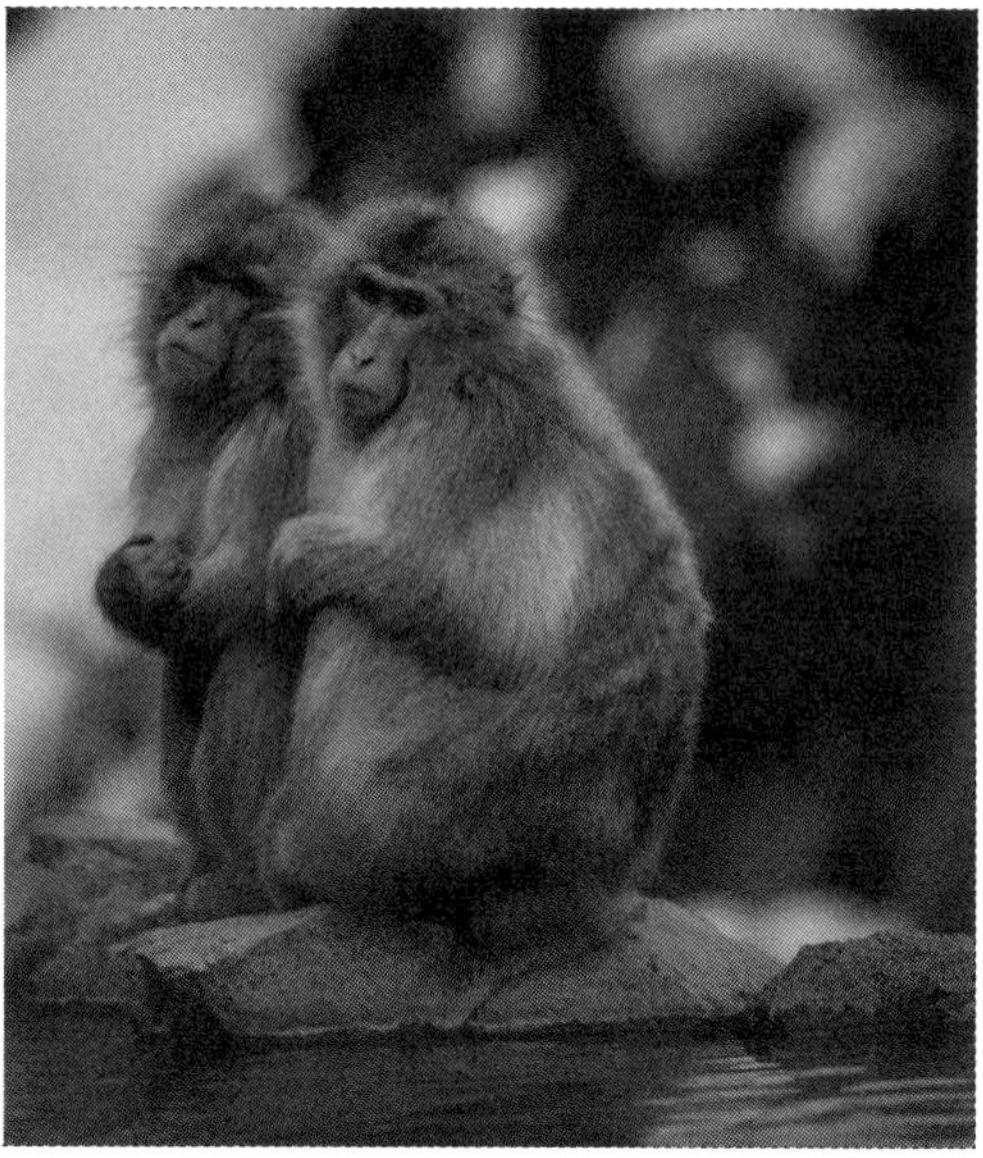

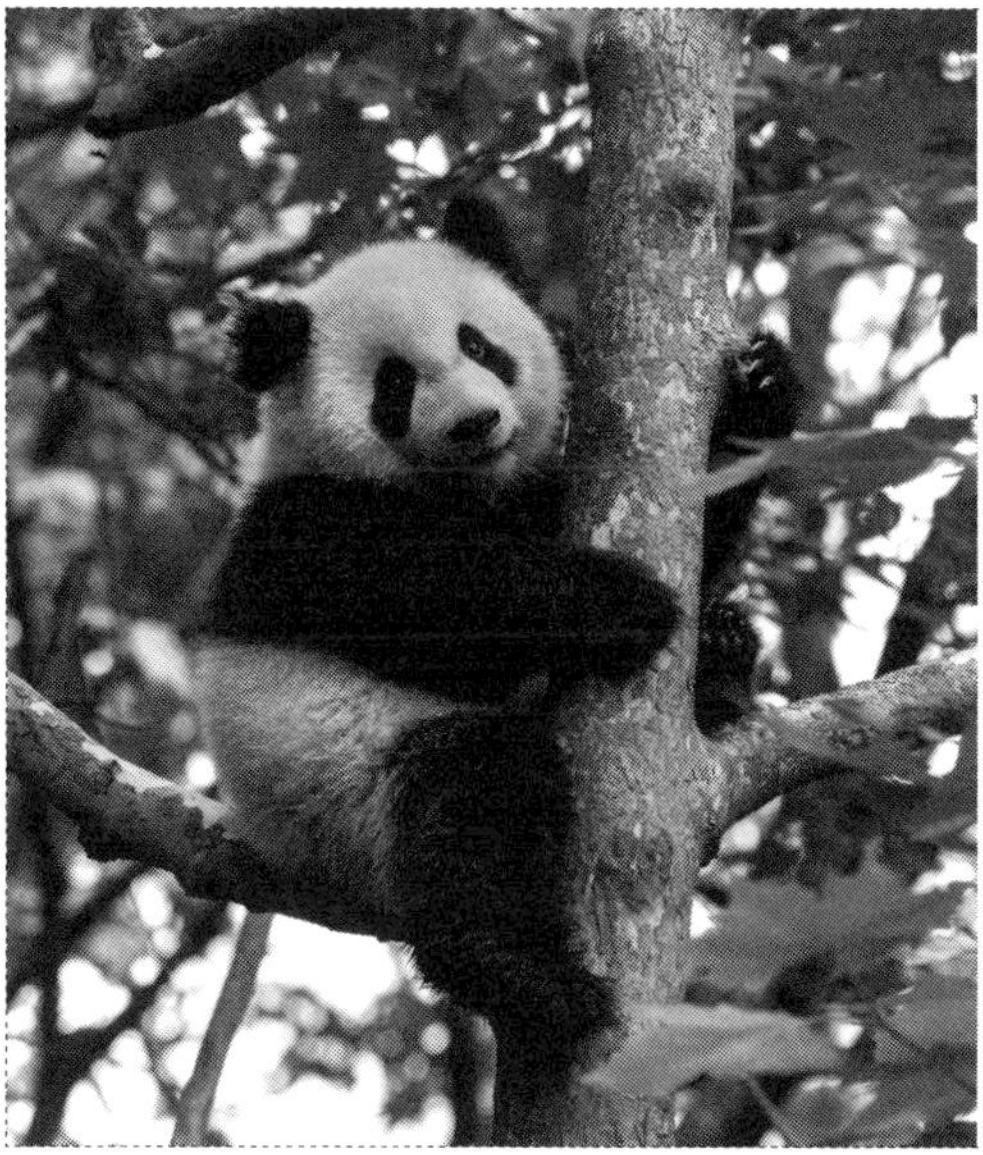

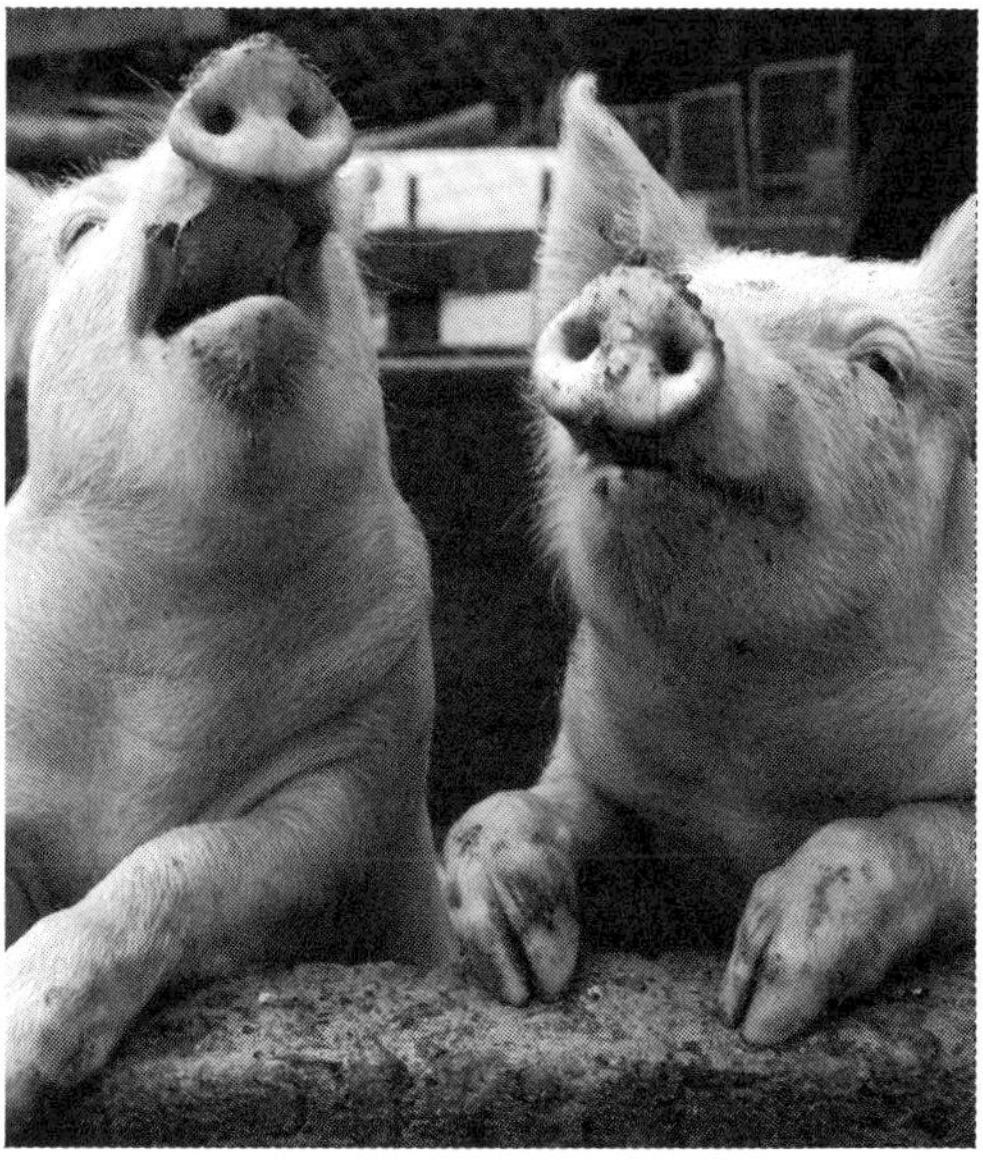

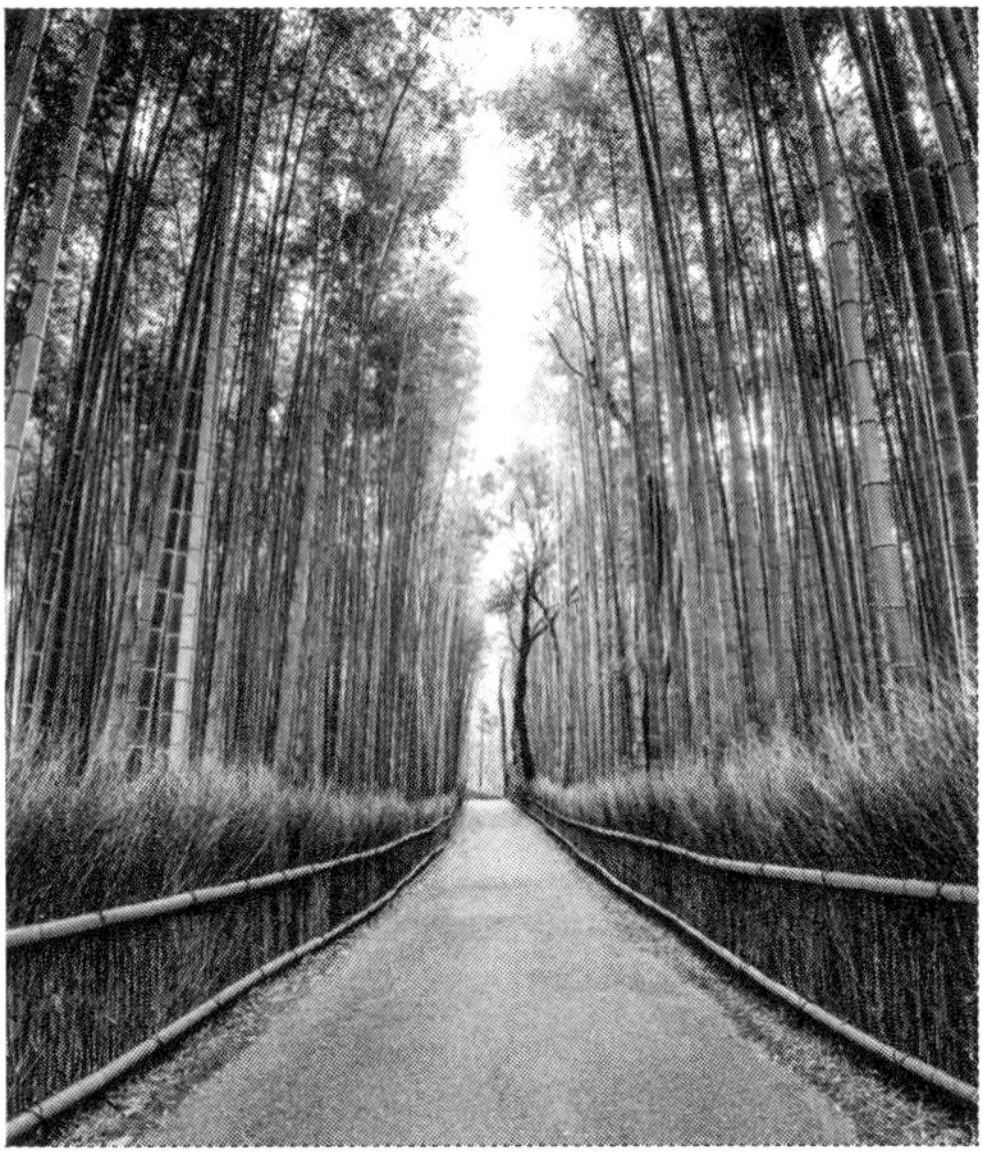

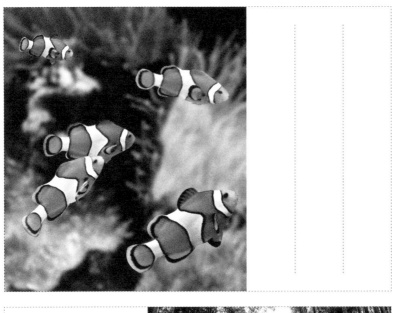

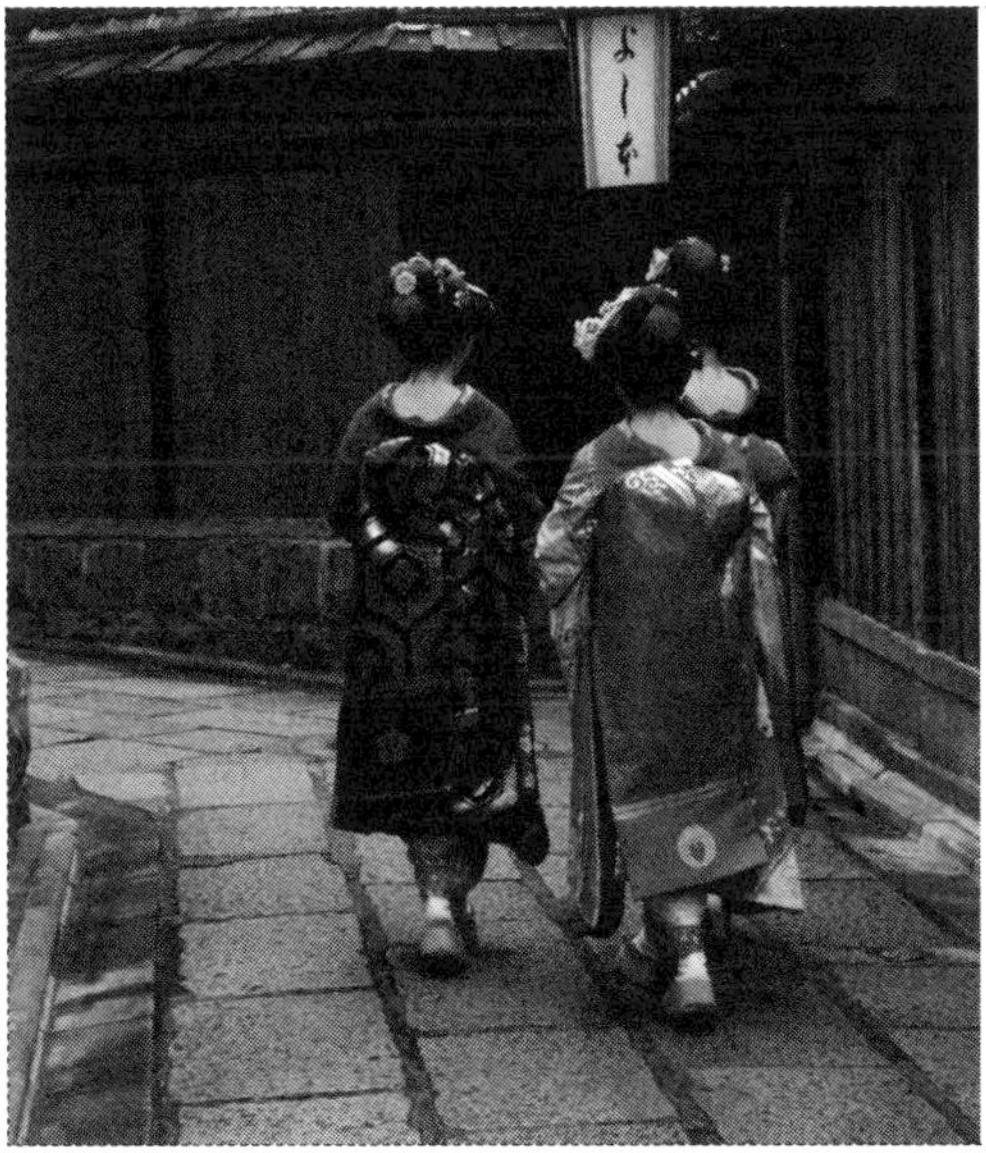
よしな

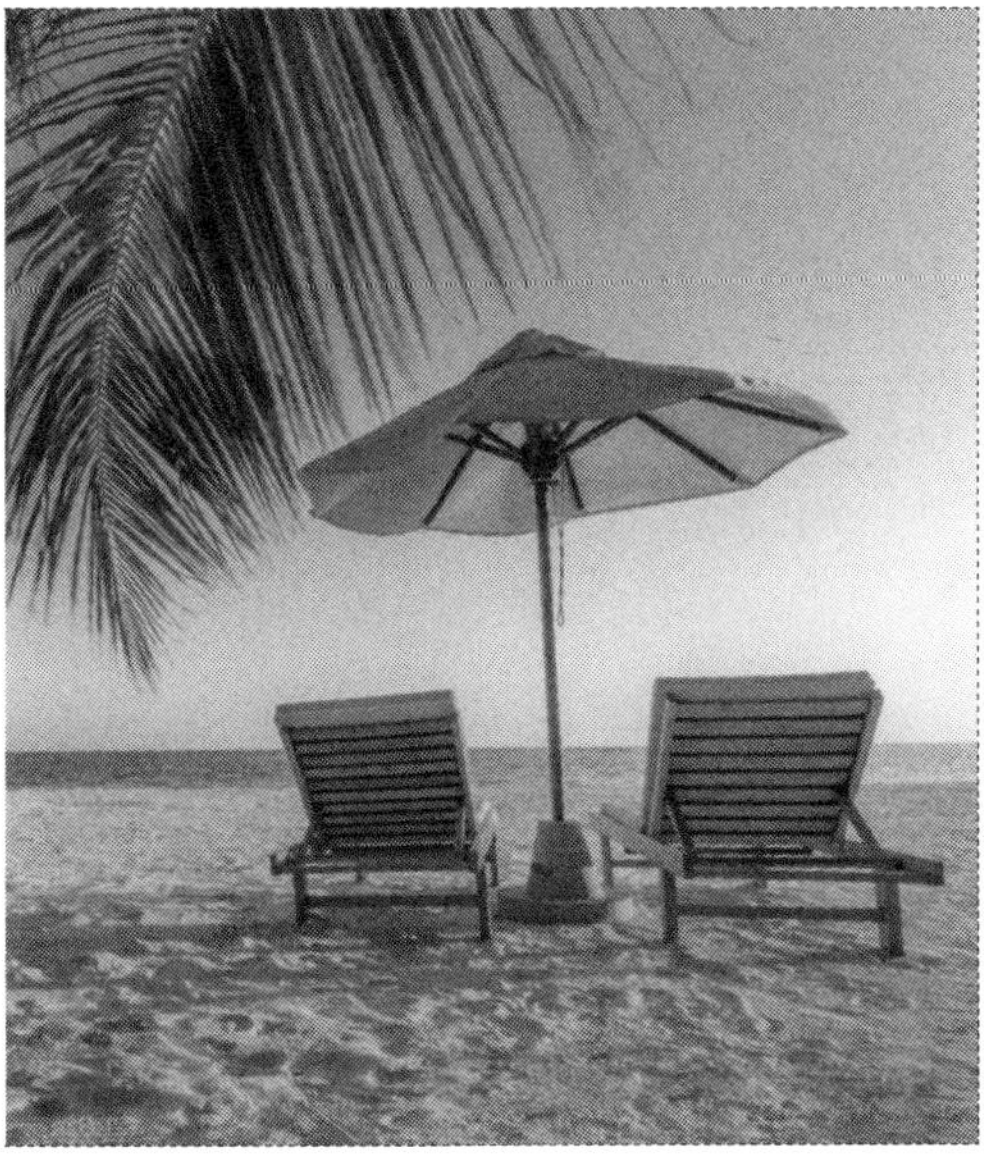

TRAINING

2

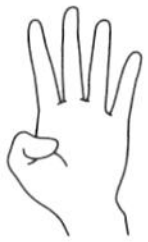

遅れ指折り体操

両手を使い、指を折るだけなので、会社のデスクでもこっそりできます。イラストの通り、左右の手の指を1本遅れで折りましょう。指を折る順番や巧みな動きをコントロールするのは前頭葉の「前頭連合野」や「運動野」。「前頭連合野」は先にも触れた記憶システム「ワーキングメモリー」の機能をもつ場所で、クリエイティブな機能に関係するうえ、意欲や感情にも関わります。

［準備態勢］

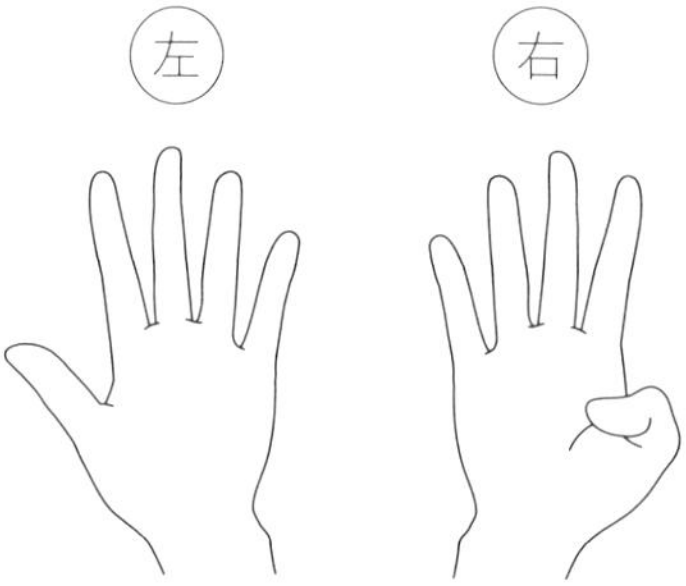

はじまりは両手を開いて、右手の親指だけを折り曲げます。左手はパーのまま。

1

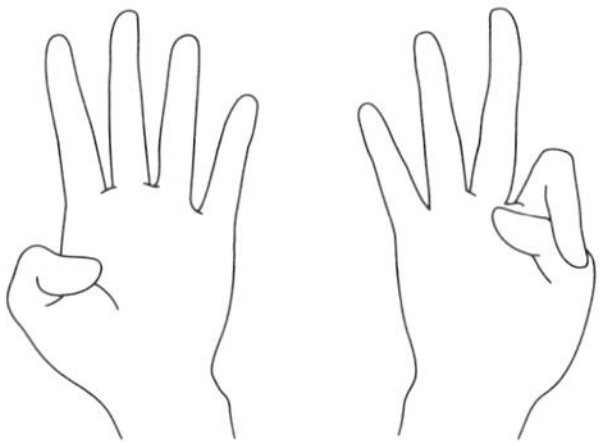

次に右手の人差し指を折り曲げると同時に、左手の親指を折り曲げます。なるべくリズミカルにやっていきましょう。

2

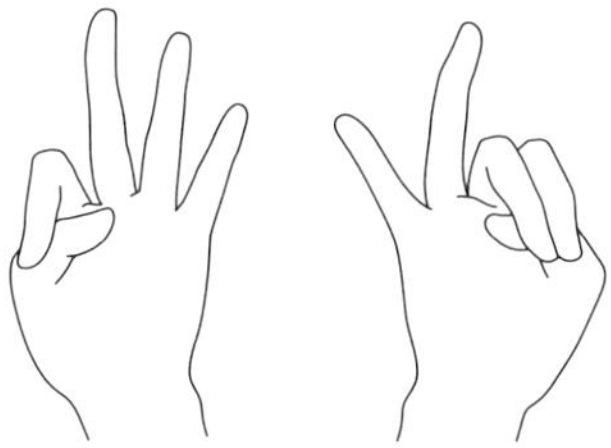

続いて右手の中指を折り曲げ、同時に左手の人差し指を折り曲げます。

3

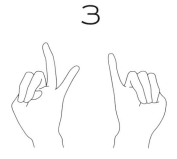

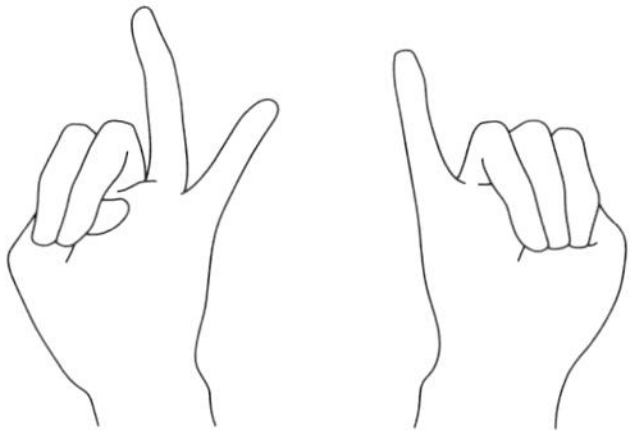

さらに右手の薬指を折り曲げ、同時に左手の中指を折り曲げます。

4

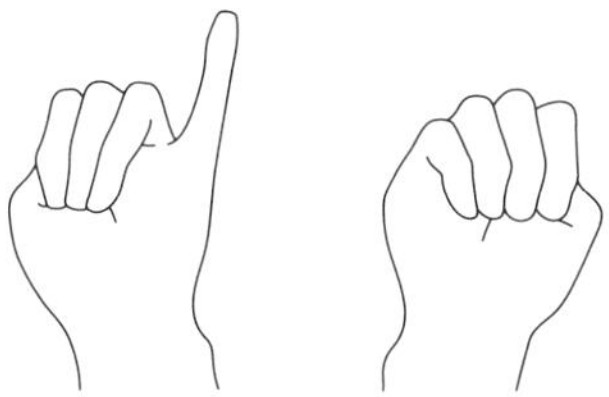

そして右手の小指を折り曲げ、同時に左手の薬指を折り曲げます。

5

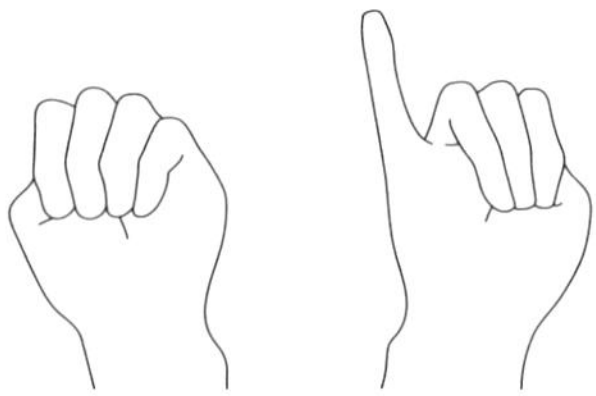

次は右手の小指を立てると同時に、左手の小指を折り曲げます。このあたりから、両方の手の指が同じ状態にならないように注意を！

6

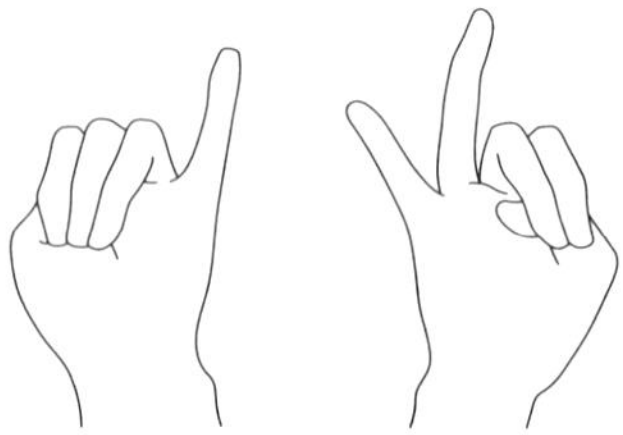

続いて右手の薬指を立て、同時に左手の小指を立てます。

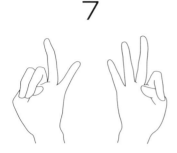

7

右手の中指を立て、同時に左手の薬指を立てます。

8

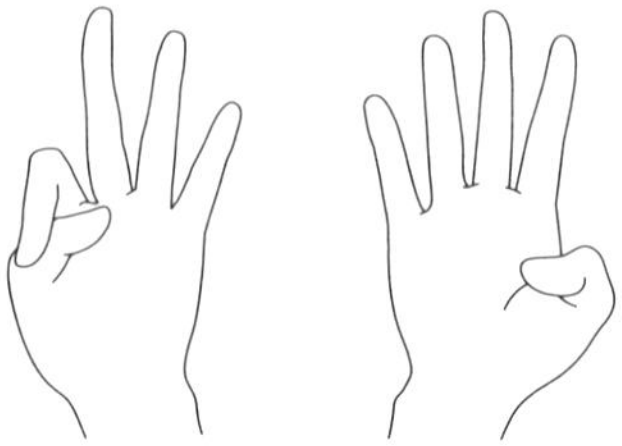

そして右手の人差し指を立て、同時に左手の中指を立てます。

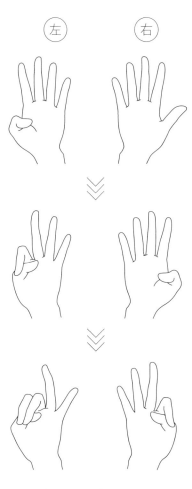

左　右

次は左手を先行させてやってみましょう。成功したらおしまいに。慣れてしまうと、効果が下がるので、また翌日にしましょう。

9

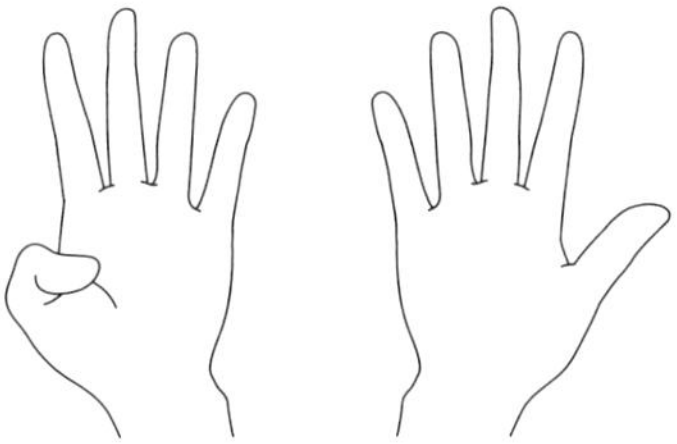

さらに右手の指を立て、同時に左手の人差し指を立てます。

10

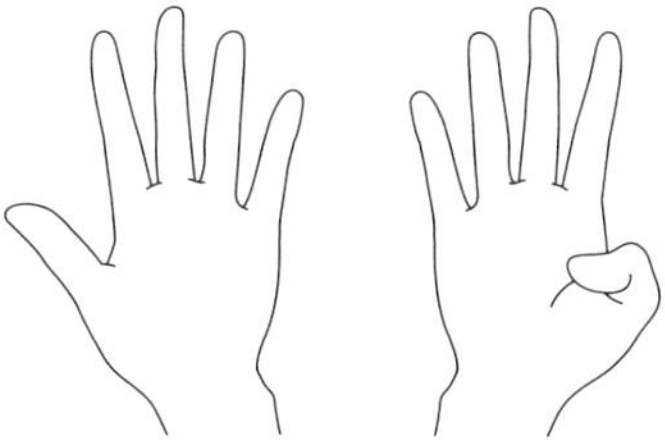

最後に右手の親指を折り曲げ、同時に左手の親指を立てると、はじまりに戻ります。

COLUMN 3

脳にフレッシュな血液を

脳の健やかさを見るバロメーターのひとつが脳の血液量なので、本書では、血液量がアップするエビデンスが出ている生活術をいろいろご紹介しています。「頭に血がのぼる」はあまり良い意味で使われないので、「脳の血液量が増えていいの？」と思う方もいるかもしれませんが、**酸素や栄養を運ぶ血液がしっかり届くことはブレインヘルスにとってとても大切**です。実際に、活性化している脳は血液量が増します。脳のあらゆる部位をバランスよくはたらかせれば、過不足なく血を巡らせることができるので、ブレインヘルスに取り組んで、良い意味で頭に血をのぼらせましょう。

そうでなくても最近では、あらゆる病気や症状と血管、血液の関係が解明され、血管、血液の若さを体の若さの指標と考えることもあるほどなので、健やかな血液循環は全身の健康を保つうえで、キーポイントのひとつです。脳のためにも、血管、血液の若さを保つこと、つまり高血圧や動脈硬化の予防を心がけることも大切に考えてください。

男性40歳、女性50歳頃から血圧が上がりやすくなるというデータがあるので、中高年になったら、予防と病気の早期発見のために家庭での血圧測定を習慣にしましょう。

CHAPTER

4

脳の疲れをとれば、人間関係は良くなる

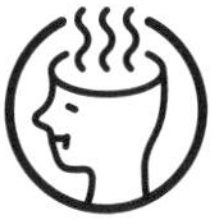

うつうつとした気持ちを手放し、脳の歪みを正す

脳からのメッセージは「わくわくさせて！」

あなたを悩ます人間関係の問題の根本原因はきっと〝相手〟にあって、その人（人たち）は困った人（人たち）なのでしょう。困った人はどこにもいますから、心中お察しします。憂うつでしょう。ストレス、ですよね……。するとその**ストレスが、人間関係をよりいっそうこじらす原因になることがあるので、注意が必要**です。

行動科学の分野では、脳の「認知・判断・行動」には「情緒・経験則に基づく自動システム」と「熟慮システム」の2つのシステムがあるとされています。簡単に言うと、感情的（ときには惰性的）に判断して行動する場合と、よく考えて判断し、行動する場合があるということです。

通常、日常生活上のたいていの決断は、無意識に、感情的（惰性的）に行なっています。

朝起きて、顔を洗うときに、「今日は顔を洗うべきか、どこから洗うべきか、先に歯を磨くか……」など、いちいち熟慮していたら1日が何時間あっても足りないので、「たいてい感情的（惰性的）」であっても問題ではありません。

そして何かトラブル（ストレス）に出くわしたときは、脳と体は緊張。「戦うか、逃げるか」という場合に考えているヒマはないので、とっさの決断・行動というのも感情的に判断されます。

それが命を守るためのシステムのはたらきで、つまり**ストレスがかかると「情緒・経験則に基づく自動システム」が優位にはたらく**ようにできているのです。

しかし、トラブルによってはよく考えて判断し、行動したほうがいいこともあります。山で動物に遭遇したなら「情緒・経験則に基づく自動システム」でいいのですが、たとえば会社の人間関係については「熟慮に基づくシステム」で対処するのが得策でしょう。どんな変人上司でも猿ではないのだから、人として尊厳のある対応が必要です。

しかし、慢性的にあなたがストレス状態にあるとそうした対応ができなくなる可能性があるのです。「この人、ヘン」「ばかばかしい」「もういいや」と、場合によっては相手をもっとイヤな人にしてしまう対応をする可能性があるということです。

そのような事態を回避し、人間関係を改善して、よけいなストレスのない日常を取り戻すには、あなた自身の脳を休めるケアが必要です。

体が疲れたら安静にして回復させますが、脳の疲れは安静ではとれません。脳にとって絶対的に必要な睡眠と安静は違います。安静は体を休めること。脳を休ませるのは睡眠です。そして、脳は楽しませてやることが疲労回復のもうひとつの手段です。

一瞬、わずらわしい人間関係を忘れて夢中になる方法を、なるべくたくさん用意しておき、日々の気分で「今日はこれ！」と選んで、脳を楽しませましょう。

脳が楽しむための条件は、①用意が簡単、②片付けが簡単、③お金がかからない、④いいかげんにできる、この4つ。

たとえば忙しくても夕飯に「今日の卵料理」をつくる、「今日のサラダ」を添える、など。アレンジを考え、調理手順を考え、実行することです。

ズボラ気分の日は、ゆで卵でいいし、キャベツのせん切りとトマトのサラダでOK。それも「どうやってなまけるか」考え、火加減やゆで時間を考え、材料を調達し、調理するクリエイティブワークに一瞬以上、夢中にならなければできません。脳は何もしないより楽しく、ストレス対処になります。

先に述べた「ストレス・コーピング」の方法の「3つのR」の3つ目、「Recreation（活性化）」とはこうしたワークのこと。**「Re-Creation」と読むとわかりやすく、ストレスによって生じた心身の歪みを、本来の状態にリ・クリエイト（創り直し）することです。このリクリエーションには、手を動かし、つかの間、没頭する作業が有効**です。脳が飽きないようにバラエティをもっておき、今日の料理に気がのらない日は、別のことで一瞬、夢中になることが脳のはたらきの「リ・クリエイト」に欠かせません。

人間関係の問題を解決するには、大人に不足しがちな「Recreation（活性化）」こそ必要です。

本書では、バラエティのひとつに加えると良いぬりえとなぞり字を紹介します。ぬりえは脳の広範囲に脳が活性している証のP300が出現することが確かめられています。

TRAINING

3

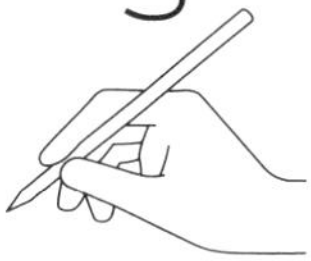

曼荼羅ぬりえ

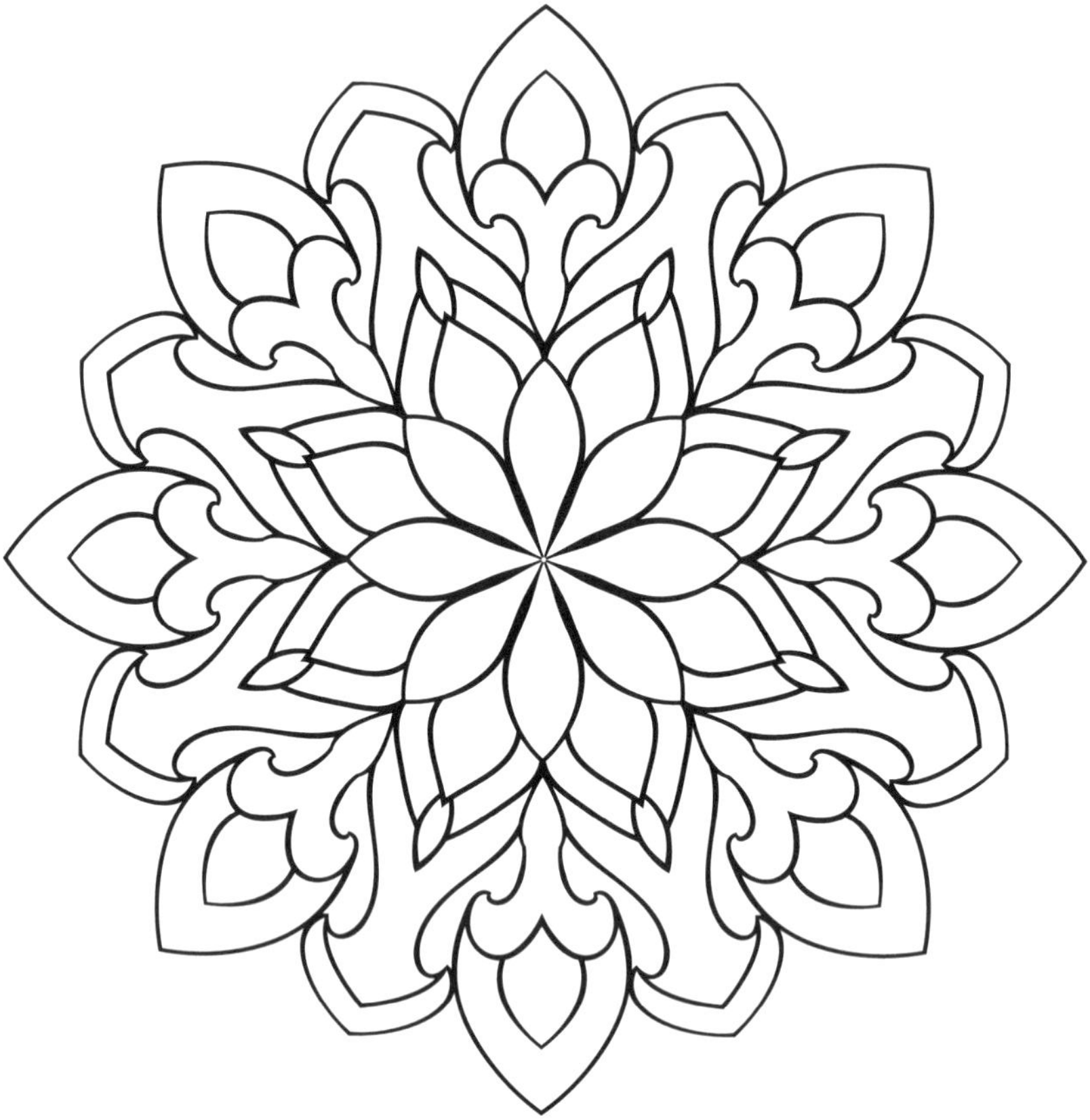

ぬりえをしましょう。そのとき、頭頂葉は下絵のバランスをつかみ、側頭葉は過去の記憶から色彩を検討。視覚を司る後頭葉も活発にはたらき、前頭葉（運動野）は、色鉛筆を持つ手の動きなどを正確にコントロールします。

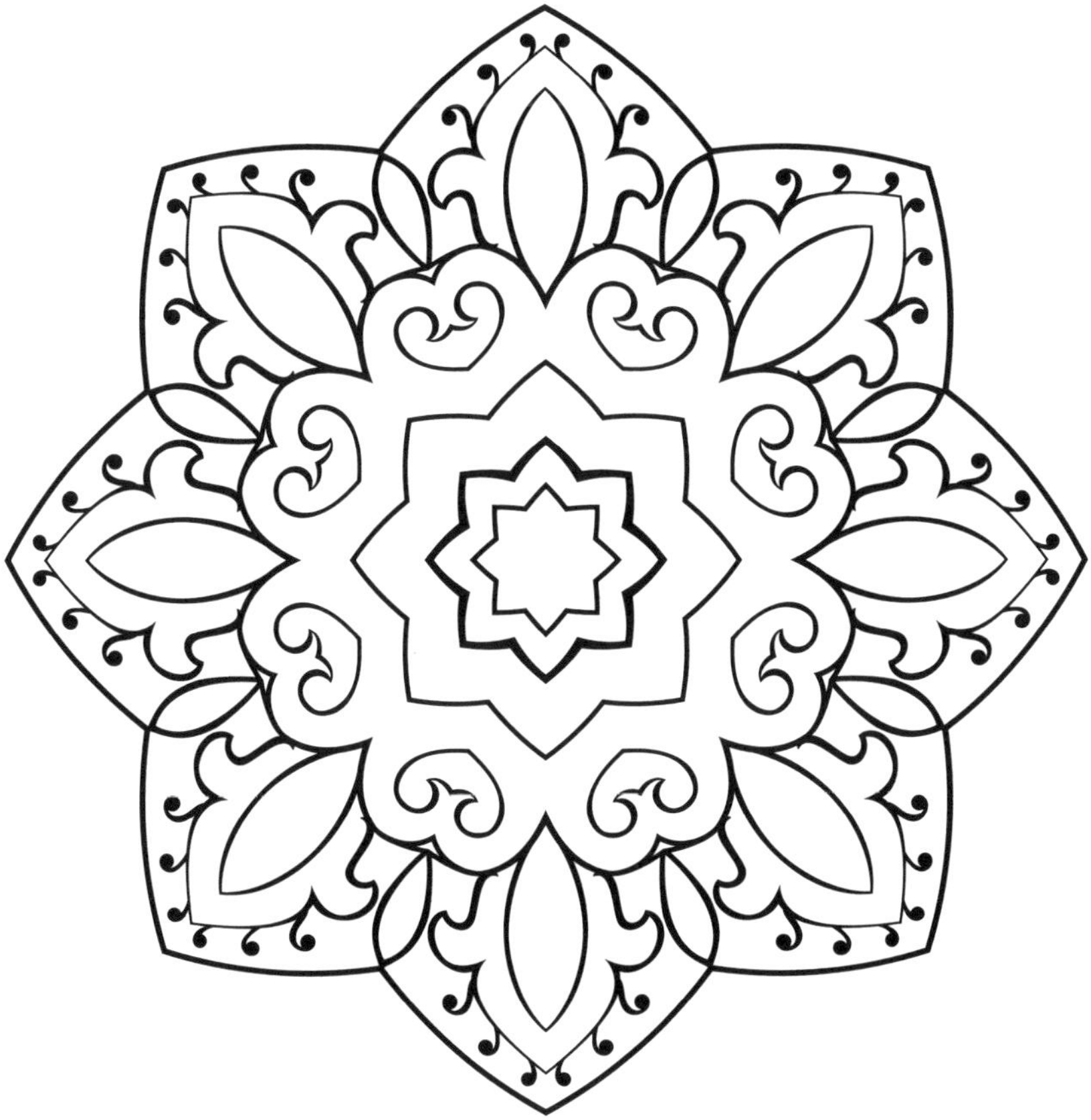

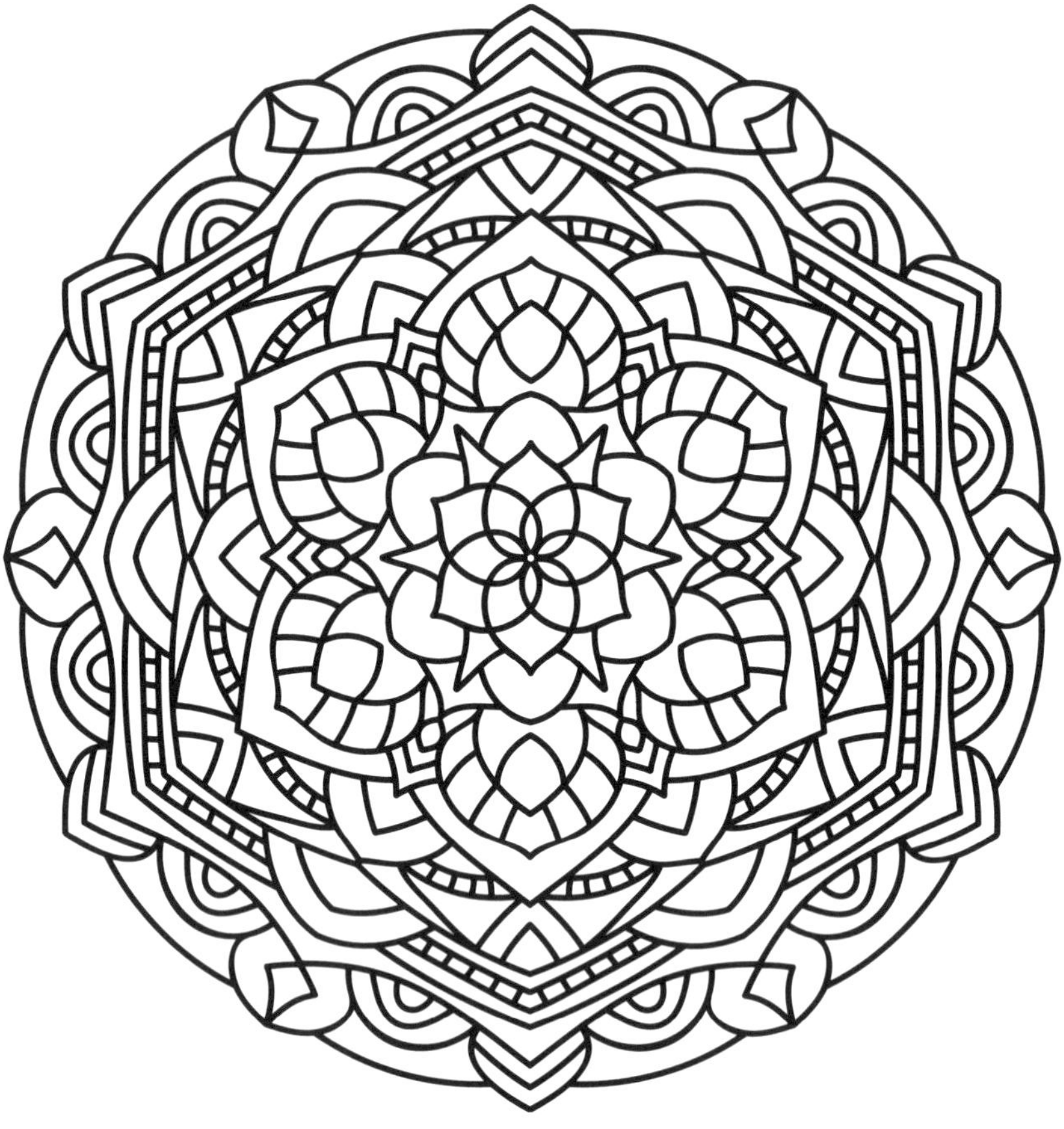

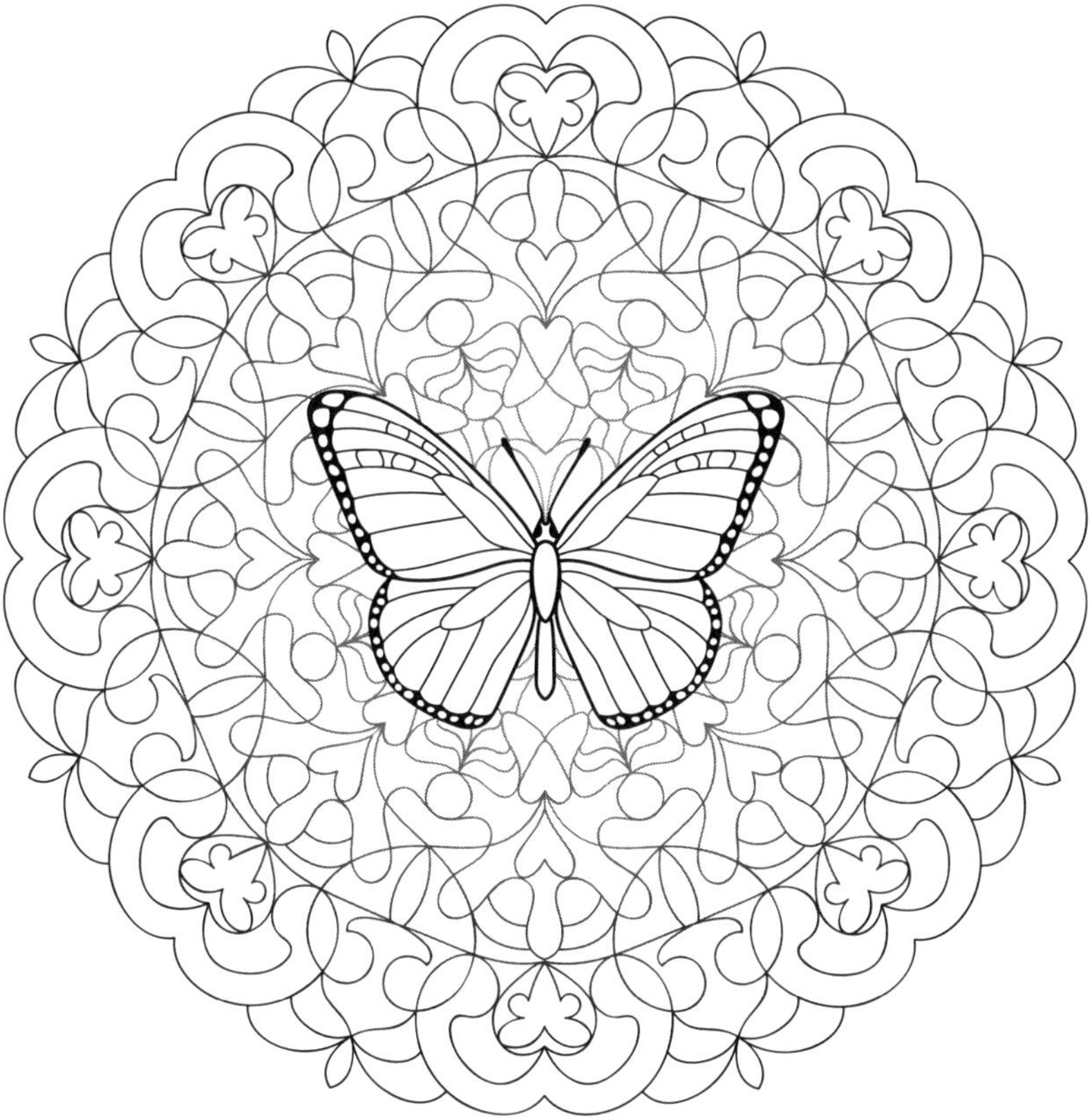

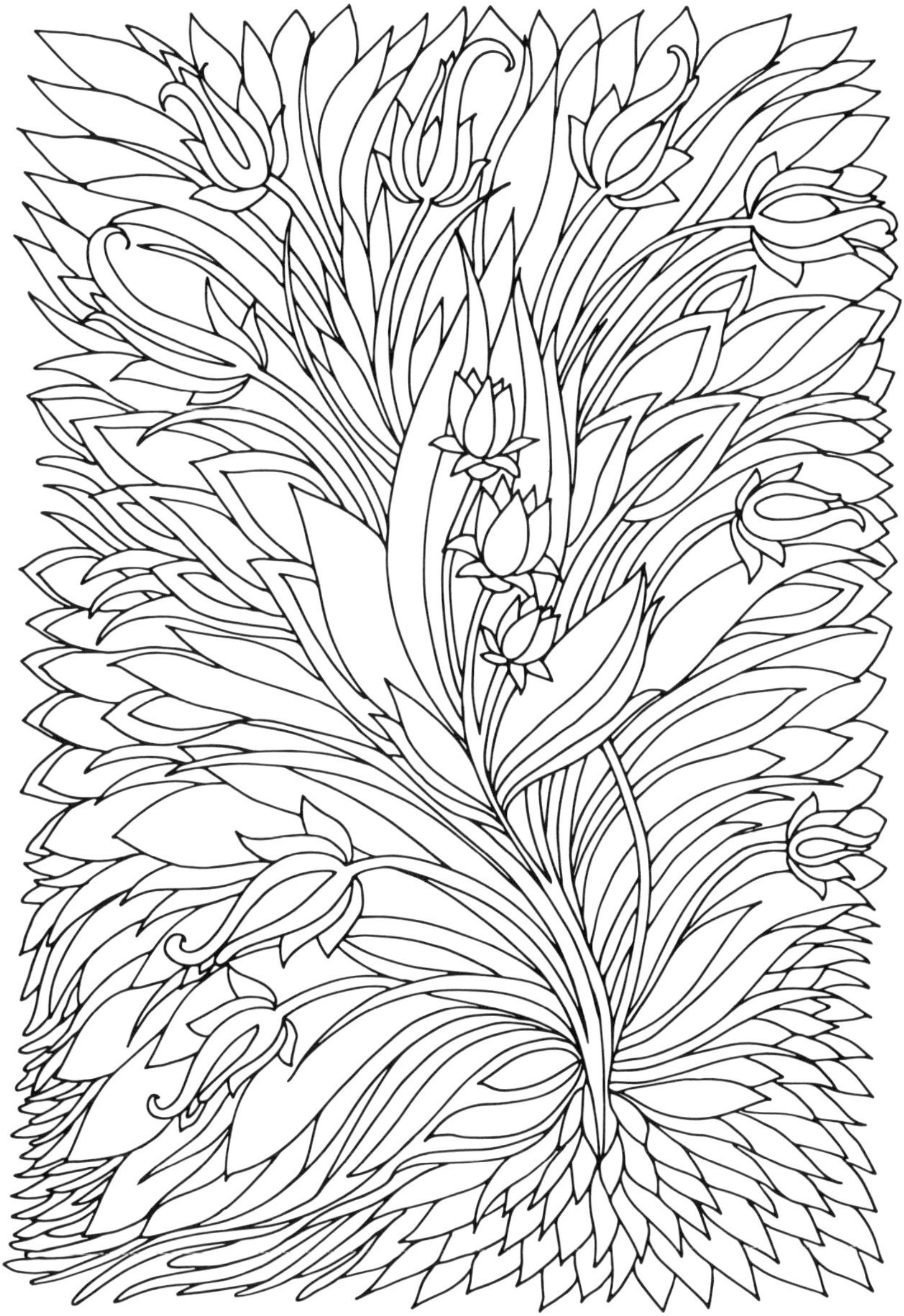

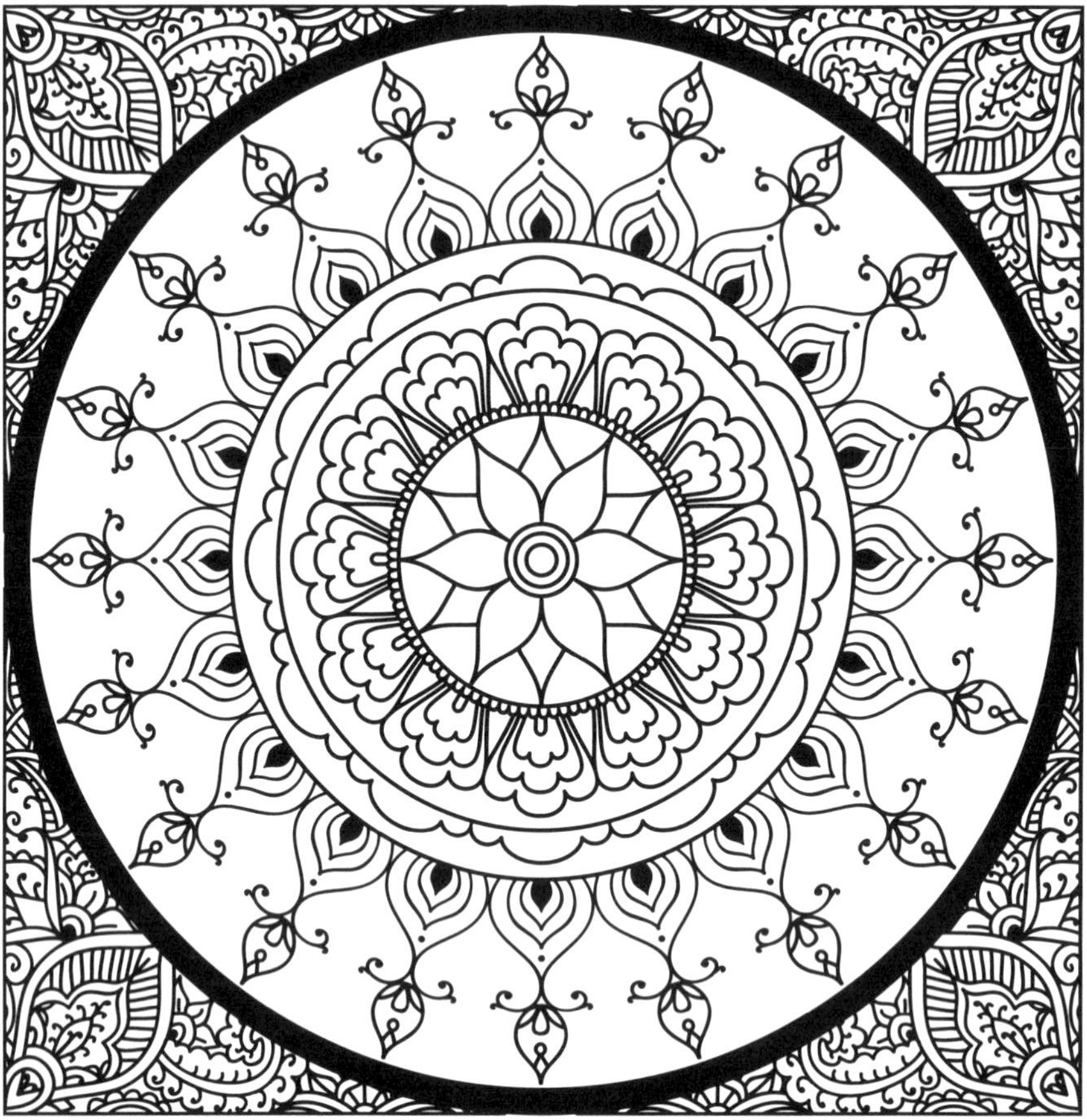

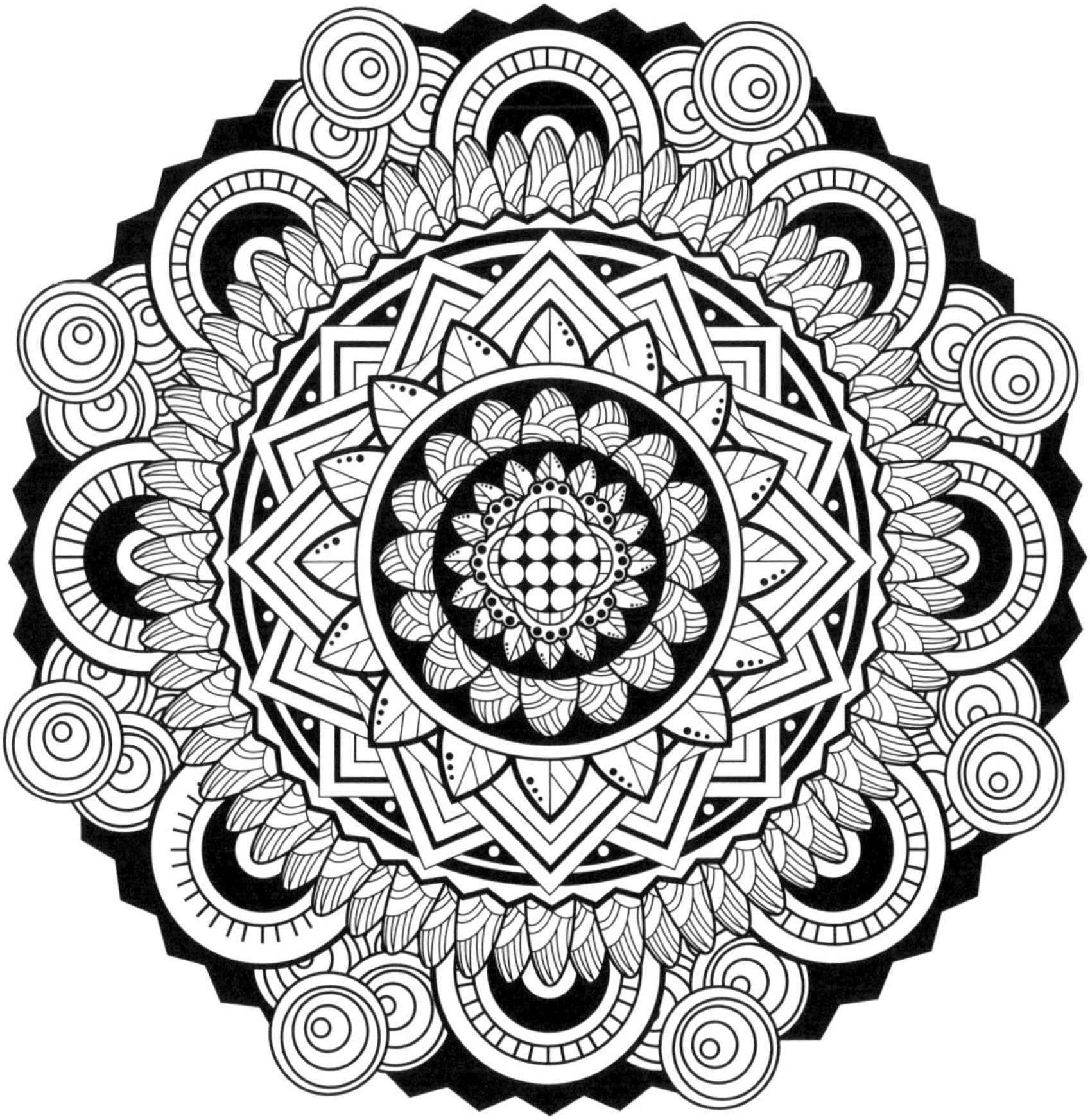

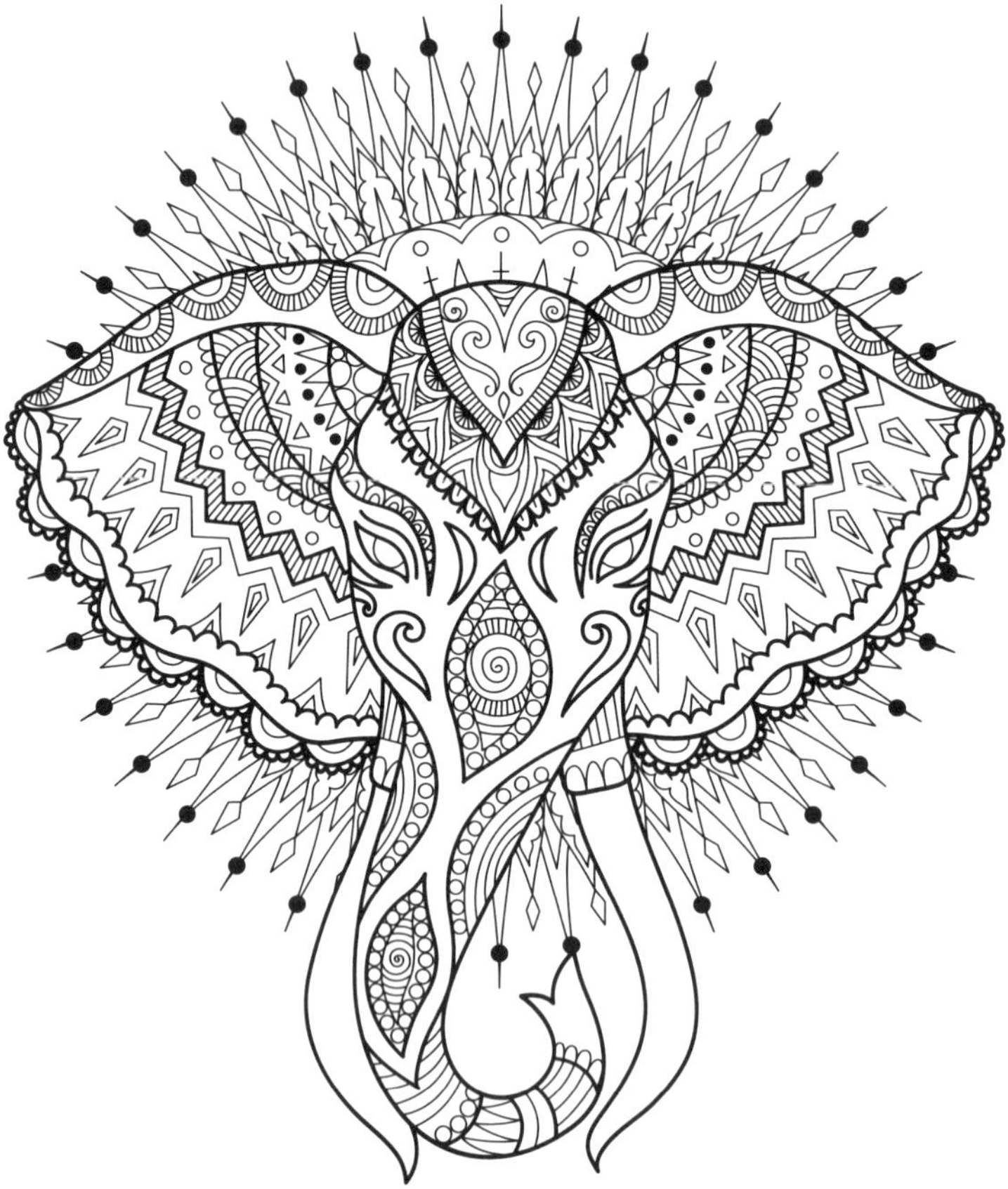

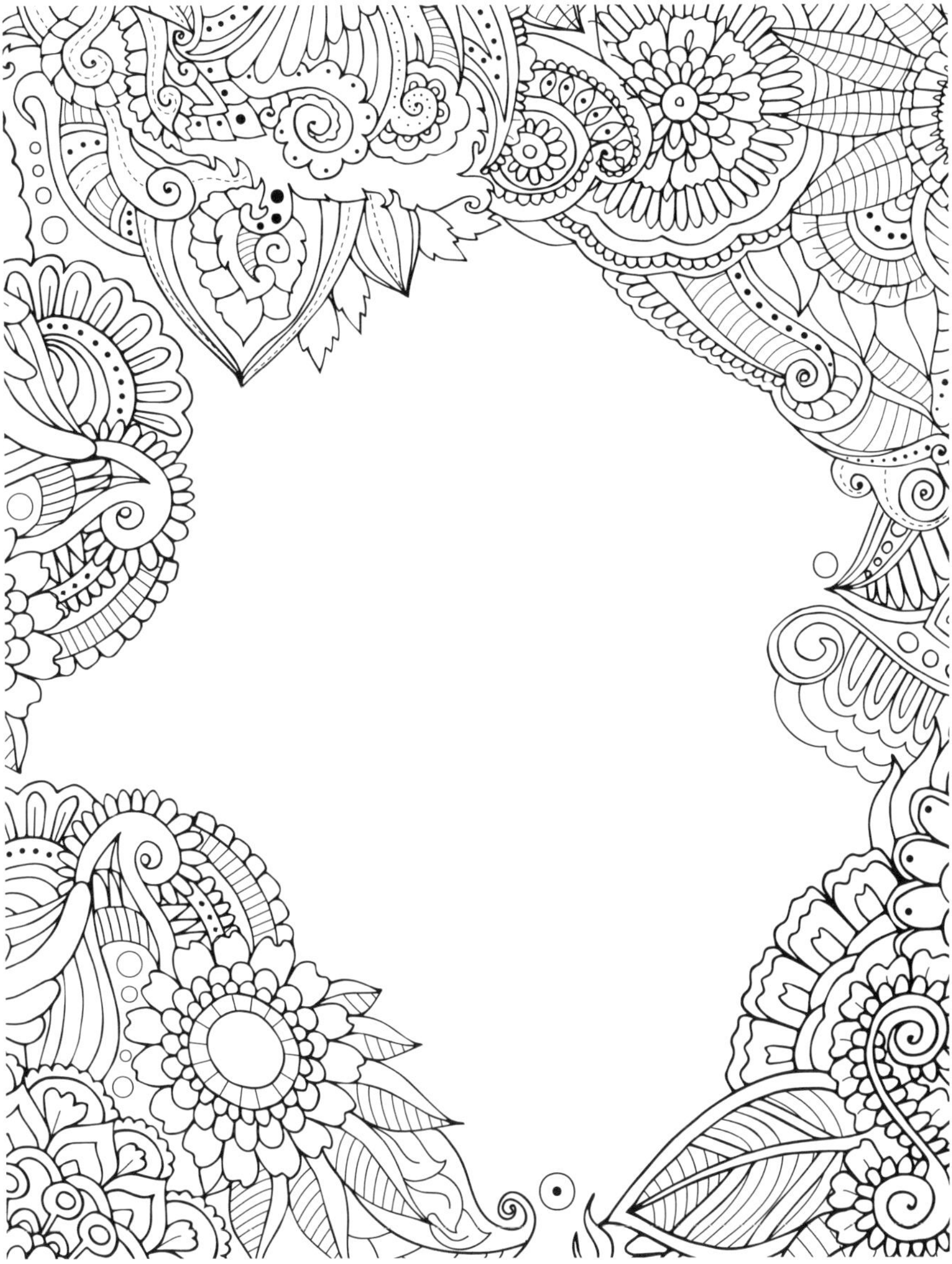

TRAINING

4

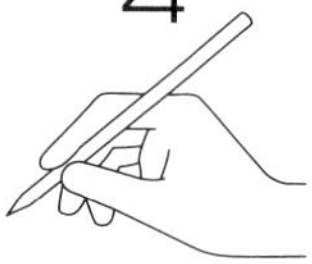

百人一首 なぞり字

声に出して、歌を読みながらなぞりましょう。「しゃべる」というのは、人間のみができる脳の高次脳機能のひとつ。読みながらなぞると、脳をより高いレベルではたらかせ、そのぶんだけ、脳は楽しむことができるのです。

秋の田の かりほの庵の 苫をあらみ
わが衣手は 露にぬれつつ

天智天皇

春すぎて 夏来にけらし
白妙の 衣ほすてふ 天の香具山

持統天皇

田子の浦に　うち出でてみれば　白妙の
富士の高嶺に　雪は降りつつ

山部赤人

天の原　ふりさけ見れば　春日なる
三笠の山に　出でし月かも

安倍仲麿

花の色は　うつりにけりな　いたづらに
わが身世に　ふる　ながめせしまに

小野小町

君がため　春の野に出でて　若菜つむ
わが衣手に　雪は降りつつ

光孝天皇

ちはやぶる　神代も聞かず　竜田川
からくれなゐに　水くくるとは

在原業平朝臣

わびぬれば　今はた同じ　難波なる
みをつくしても　逢はむとぞ思ふ

元良親王

月見れば　ちぢにものこそ　悲しけれ
わが身一つの　秋にはあらねど

大江千里

心あてに　折らばや折らむ　初霜の
置きまどはせる　白菊の花

凡河内躬恒

朝ぼらけ　有明の月と　見るまでに
吉野の里に　降れる白雪

坂上是則

ひさかたの　光のどけき　春の日に
静心なく　花の散るらむ

紀友則

人はいさ　心も知らず　ふるさとは
花ぞ昔の　香ににほひける

紀貫之

しのぶれど　色に出でにけり
わが恋は　物や思ふと　人の問ふまで

平兼盛

逢ひ見ての　のちの心に　くらぶれば
昔は物を　思はざりけり

権中納言敦忠

君がため　惜しからざりし　命さへ
長くもがなと　思ひけるかな

藤原義孝

めぐりあひて　見しやそれとも
わかぬ間に　雲がくれにし　夜半の月かな

紫式部

大江山　いく野の道の　遠ければ
まだふみもみず　天の橋立

小式部内侍

夜をこめて　鳥のそらねは　はかるとも
よに逢坂の　関はゆるさじ

清少納言

もろともに　あはれと思へ　山桜
花よりほかに　知る人もなし

前大僧正行尊

秋風に　たなびく雲の　絶え間より
もれ出づる月の　影のさやけさ

左京大夫顕輔

長からむ　心も知らず　黒髪の
乱れて今朝は　物をこそ思へ

待賢門院堀河

嘆けとて　月やは物を　思はする
かこち顔なる　わが涙かな

西行法師

CHAPTER

5

脳の疲れをとれば、ボケない

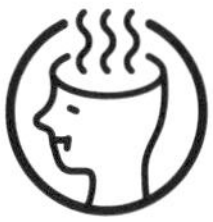

脳のために見直す入浴習慣

ボケない入り方で風呂に入ろう

ボケたくないというのは「実年齢より脳を若々しく保ちたい」、そして「高齢になっても自分のことは自分で、好きなようにしたい」ということだと思いますが、いかがでしょうか。

そうであるなら何歳からでも、ブレインヘルスを意識した生活をすることに尽きます。**現代人の多くは脳を使うばかりで、休ませることを意識してこなかったでしょう。そのままではいくら優秀な脳も老いの力に勝てなくなるときが来るかもしれません。**

年齢を重ねるごとに、脳細胞は減ります。新生する細胞もあるのですが、減っていくのは間違いなく、そして60歳を過ぎると、小さな脳梗塞や脳の萎縮が多少は起こる可能性が高まります。つまり誰でも長生きするほど、ボケの可能性が増すのは避けられないということです。

しかし、アルツハイマー型の脳の病理変化や脳卒中による脳血管障害、レビー小体病などの病気があっても、必ず「認知機能障害による生活障害を起こした状態（認知症）」になるとは限らないことがわかっています。

古賀先生曰く「**脳は、『使ったら、休ませる』を繰り返していると、日常生活に支障が出るような衰え方はしない**ものです。老化によって脳細胞が減少しても、残っている脳細胞のはたらきを妨げないようにし、より活発にはたらけるように保つことが大切。はたらかせるばかりでなく、『休ませる』を忘れずに」とのこと。

そもそも「認知症」という病気はなく、認知症は誰でもなる可能性がある「症状」です。認知症を招く病気は70種類以上もあって、中には甲状腺機能低下症や正常圧水頭症、慢性硬膜下血腫、うつ病などのように治療可能な認知症もありますが、多くの原因疾患は現在、予防法や直接的な治療法が見つかっていないことを考えると、１００歳を超えて長生きしてもボケないために、脳を使ったら、休ませることが大切でしょう。

その休み方として提案したいのは、風呂に入ること。

日本人はとくに諸外国の人と比べて清潔好きで、お風呂大好きですから「言われなくても毎日、入っている」と安堵するのは少々気が早いです。

一般的に、風呂に入るとリラックス&リフレッシュできると思っている人が多く、ストレスも〝水に流せる〟と思いたいところですが、それは入り方次第のようです。

多くの人に好まれている入浴法は、**脳や体のリラックス&リフレッシュにすらなっていないこともあり、それればかりか、命の危険すらある入り方をしている人が少なくない**のです。

たとえば、いつの時代も温泉旅行が人気で、ゴルフなどのレジャーの後にも〝ひと風呂浴びる〟人が多いでしょう。

そういう場合、たいてい飲酒の後でも危険をかえりみず、風呂場へＧＯ！　1日何度も熱い湯に入る、サウナで我慢くらべ、かと思えば水風呂で熱さまし。そのように極端に危険な入り方をしないまでも、湯当たりで倒れる人が少なくないので、温泉地やゴルフ場の浴室に救急隊がかけつける回数がとても多いのが現実です。

家庭でも同様に、危ない入浴がなされています。2015年の「人口動態統計」（厚生労働省発表）によると、1年間に家庭内で最も多く起こった事故死は「溺死及び溺水」で5160人。すべての家庭内事故による死亡が1万3952人の中で割合が大きく、交通事故死（5646人）と比べても大差ありません。

この数字は亡くなった人の数だから事故はもっと多く、多世代で発生している可能性があり、脳や体のリラックス&リフレッシュからほど遠い入浴をしている人が大変多い実態がわかるでしょう。

命があってこそ、長生きしてこそ、ボケへの用心が生きるというものなので、安全第一。「溺死及び溺水」の9割は65歳以上の高齢者で、多くは冬場の浴槽内で発生しているので、中高年以降はとくに入浴法の見直しが肝要です。

入浴は、入り方さえ間違えなければ最終章で述べる脳の休養、「睡眠」の質の改善にも大きく貢献します。安全に、脳が休まる方法でお風呂に入りましょう。

脳ほぐし入浴法

風呂に入るタイミング

ブレインヘルスの視点から見たとき、**入浴の最大の効能は、脳の休養である睡眠の質をアップすること**にあります。とくに寝つきが悪い人は、風呂にいつ入るかで入眠に差が出るので、適切なタイミングで入るよう、心がけてみましょう。

夜、一般的に「体温」と言われる体の表面の温度が上昇していく経過で眠くなり、体の内部の温度（深部体温）が低下すると眠れます。子どもが眠くなると、手足や頬がポカポカ温かくなりますが、これは深部体温を逃す放熱作用によるもの。眠るための助走のような体の反応で、大人も同じです。

深部体温が低下し、眠気を誘うには概ね2時間程度かかるので、就寝2時間前に入浴するのが、最もスムーズに寝つくための入浴タイミング。寝る直前に入る習慣がある人が多いですが、睡眠のメカニズムからするとタイミングを変えたほうが、睡眠の質が良くなります。

夕食時、または夕食後に晩酌をする習慣のある人なら、食事の前に入浴をすませてしまうのもよいでしょう。ほろ酔いでも、飲酒後の入浴は控えることを習慣にしておくのが安全です。

ヒートショックを予防!

近年、建てられたマンションなどではあまり心配ないですが、古い家屋の場合は、断熱性能が十分でないため、空調を利用している部屋と、そうでない部屋に大きな温度差が生じます。

とくに冬場、暖房をしている居間から、冷たい廊下に出て、寒い脱衣室に移動し、服を脱ぎ、冷えきった体で熱いお湯につかるという行動をしたとき、**急激な温度変化が脳に大きなストレスを与えてしまいます。**

血圧が大きく上下することで、心筋梗塞や脳梗塞を招き、家庭の浴槽でも溺れるということも起こり得ます。

このような現象を「ヒートショック」と呼びます。ヒートショックを予防するには、入浴するときにはあらかじめ暖房器具で脱衣室や浴室を温めておくこと、湯の温度や、つかり方、つかる時間など入浴法を見直すことです。

なお、急激な温度差やヒートショックはトイレや廊下で起こることもあり、その度、脳にはストレスとなるので、家全体の断熱性能を上げるリフォームなど抜本的な対処ができれば脳にとって快適な環境づくりです。

湯の温度は〝ぬるめ〟に

シャワーや浴槽の湯の温度が熱すぎると、脳を覚醒させ、睡眠への助走を妨げ、ストレスになってしまうこともあります。

適温は38〜40℃。普段の入浴は、ぬるめの湯にしましょう。身震いし、緊張するようなお湯ではなく、つかった途端、ほけ〜っとするような温度です。

温泉や銭湯などで熱い湯に入る楽しみをどうしても諦められない人は、十分に湯を浴びてからつかります。いきなり頭から湯をかぶったりはせず、下半身から徐々に上半身に浴びて慣らしましょう。もちろん体調が良く、お酒を飲んでいないときだけに！

20分以上、のんびりくつろいで

体の芯から温まるように、20分以上、湯につかってのんびりリラックス。長くつかると**のぼせる人は、浴槽の中に小さなイスを沈め、高さ調整して半身浴を**。肩には寒さ対策で、乾いたタオルをかけておきましょう。

脳を休めるために、より良いのは鎮静作用のある香りのエッセンシャルオイルを数滴、湯に垂らし、芳香浴をすること。ラベンダーやサンダルウッド（白檀）、オレンジ・スイートなどが、人気があります。

これまで〝烏の行水〟タイプの入浴法だった人や、手持ち無沙汰で20分が長いという人は、お風呂に入りながら本や音楽を楽しむ工夫をしてみましょう。本は、仕事に関するものなどを読むのはあまり適しません。脳がくつろいでいるので、なかなか読めないし、読めても、入ってきません。趣味に関するものなど、気楽にページがめくれる本が向いています。

またはていねいに口腔ケアするのも、おすすめ。歯磨きだけでなく、歯間ブラシやフロスを使った歯の間磨き、舌苔ケアなどしていると、あっという間に20分過ぎます。舌苔は舌の上につく白色、またはの色のついた苔のようなもの。味覚低下や口臭の原因になるので、ドラッグストアで売っている専用ブラシで除去できます。

お口のケア以外も、パックやマッサージなどスキンケア、ボディケアの格好の時間と思って、バスタイムを自分磨きに使うのも良し。

しっかり温まって出れば、自然に体温が下がっていく間に眠気が強まるので、その眠気を逃さないよう、覚醒作用のある刺激（白熱灯、ブルーライトを発する家電、パソコン、スマホ）などは遠ざけ、リクリエーションタイムを過ごして、布団に入りましょう。

COLUMN

4

認知機能低下を防ぐには

先に、認知症を引き起こす多くの病気の予防法や直接的な治療法が見つかっていないことを述べましたが、**認知機能の低下を防ぎ、重症化を防ぐ方法として古賀先生は「他者とのコミュニケーションを保つこと」と指摘**します。

仕事や地域活動からリタイアしたり、子育てを終えるなどの節目を迎えると、急に他者と関わる機会を失ってしまうことがあり、そうした状態を「社会的フレイル」と言います。フレイルは「虚弱」の意。社会的フレイルは、脳だけでなく全身の健康に大きく影響するので、中高年時代から節目後を意識した“つながり”をもっておくことも必要かもしれません。

そして、たとえ認知症の診断が出た後も、デイサービスなどに通い、家族以外の人ともコミュニケーションをとる機会を失わないことが大切で、それは「介護者の方が介護を抱え込み、疲れ過ぎてしまわないためにも続けていただきたいこと」と古賀先生は話します。

奇しくもアルツハイマー型認知症の治療に使われている抗認知症薬（アルツハイマー病そのものを治す薬ではない）の治験で、介護サービスを受けることが認知機能改善に良い影響を与える可能性があることが確認されています。

CHAPTER

6

脳の疲れをとれば、ピンピンコロリで死ねる

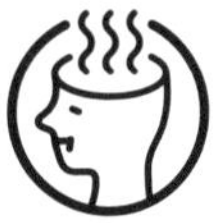

脳に休養を与える快眠

「眠り」は脳と体のピットイン

「健康格差」という言葉を知っていますか？　２０１７年頃からメディアにたびたび登場し、話題になっている言葉です。従来、健康や寿命は個人の資質（体格や体力、遺伝的要素など）や生活習慣によって差がつくと考えられてきて、健康管理は自己責任だとされてきましたが、そうとも言いきれないことがわかってきて、環境による格差が生じているとして「健康格差」と言われるようになったのです。

環境とは、生活上のあらゆるストレスと言い換えることもできます。**自分の努力だけではどうにもならないストレスが多く、長くかかり続けているほど、健康づくりをする余裕を失い、むしろ刹那的に、健康を害する「認知・判断・行動」をしてしまう**ことが多いと指摘されています。

たとえば経済状況がわるく、生活に不安をもっている人ほど、ドラッグやニコチンの中毒になる人が多いという調査結果があります。先にも述べた通り、ストレスのせいで「情緒・経験則に基づく自動システム」優位な状態で「認知・判断・行動」をするためで、自分の命にとって望ましく、合理的な選択ができない状態が続いていると言えます。

ストレスは自覚されず、対処されないままかかり続けるので、健康を害し、寿命を縮める可能性が高いと考えられているのです。

では、天寿を全うしてピンピンコロリと逝くことができた人というのは、ストレスがなかったのでしょうか。人と比べて、ひときわ軽かったのでしょうか。人から〝ピンピンコロリ〟と言われるほど長生きして、たいしたストレスが何もないなんてありえません。ストレスはあっても溜めなかった人、できるだけ対処した人だと考えるのが自然で、それは無意識にも全身の司令塔であり、心も司る脳の健康を保っていたのだと思われます。

すると**ピンピンコロリと逝くことができる人というのは、脳を休めるのが上手い人だと考えられます。脳を確実に休めることができる方法、「睡眠」の質がきっと良い**でしょう。寝るというのは、お金がなくても、道具がなくても、大した工夫をしなくてもできることなので、格差社会の影響を受けにくい対処法とも言えます。

ところで、良質な睡眠をとると脳も体も疲労が回復した気がするので、脳も体も〝ぐっすり〟かと思いきや、睡眠中でさえ脳は呼吸や体温調節など生命を守る営みをキープし続けるため、はたらいています。そして日中に得た情報の取捨選択、記憶の整理・定着などを行っていて、さらに細胞の修復など体のメンテナンスも司ります。脳や体の一部の機能を低下してはいますが、眠りそのものをコントロールしているのも脳です。

ではなぜ睡眠で脳が休めるのか？　別名〝脳の眠り〟と呼ばれる「ノンレム睡眠」は深い眠りで、神経細胞で構成されている大脳皮質が機能を低下して、休養をとり、脳機能のリペアが行なわれます。このとき体はある程度、起きているので、寝返りを打つこともできます。もう一方、浅い眠りが〝体の眠り〟と呼ばれる「レム睡眠」で、この間ほとんど脳は起きていて、先に述べた情報処理や体のメンテナンスなどを行なっています。体は脱力状態で休んでいます。

眠りにつくと、これら2種類の睡眠が交互に現れ、**ノンレム睡眠はその深さによって4つのステージに分けられます。どちらの眠りも、起きている時間に脳と体が存分に活動するために不可欠なもの**で、それはサーキットを周回して来た車がコックピットに入り、また走り出すために燃料補給や、タイヤ交換をするのと似ています。

112ページの図は、ひと晩の睡眠の経過を「睡眠ポリグラフ」という方法で詳しく観察したもの。眠りについてから30〜60分後に最も深いノンレム睡眠である「徐波睡眠」に入ります。徐波とは、脳の活動が低下したときに出る脳波、Θ波やδ波（8ヘルツ未満）のことです。その後はおよそ90分周期で2つの眠りを繰り返し、明け方に近づくにつれレム睡眠の時間が長く（ノンレム睡眠が短く）なり、目覚めを迎えます。

成人では途中で目が覚めず、2種の眠りの繰り返しが4〜5回あり、7〜8時間程度、眠れる（そのうち20％程度のレム睡眠がとれる）のが、理想的な快眠とされます。しかし中高年以降になると健康な人でも加齢とともに、レム睡眠も、ノンレム睡眠も短くなってしまう傾向があるので、なるべく快眠できるように工夫して、脳や体のメンテナンスが行われるピットインを確保することが、ひいては元気で長生きするこつです。

なお、骨や筋肉の成長を促し、**体の疲労回復や傷んだ細胞の修復を行う「成長ホルモン」は113ページのグラフの通り、睡眠中に多く分泌**されます。

おおむね23時から2時までの3時間以内に、深いノンレム睡眠に入ったときに最も活発に分泌されるので、若さと健康を保つためにはなんとしてもこの時間帯、ぐっすり眠ることを習慣にしたいところ。ピンピンコロリをめざすなら、とくにこの3時間の睡眠の質を高める生活を心がけましょう。

レム睡眠とノンレム睡眠の現れ方（8時間睡眠の例）

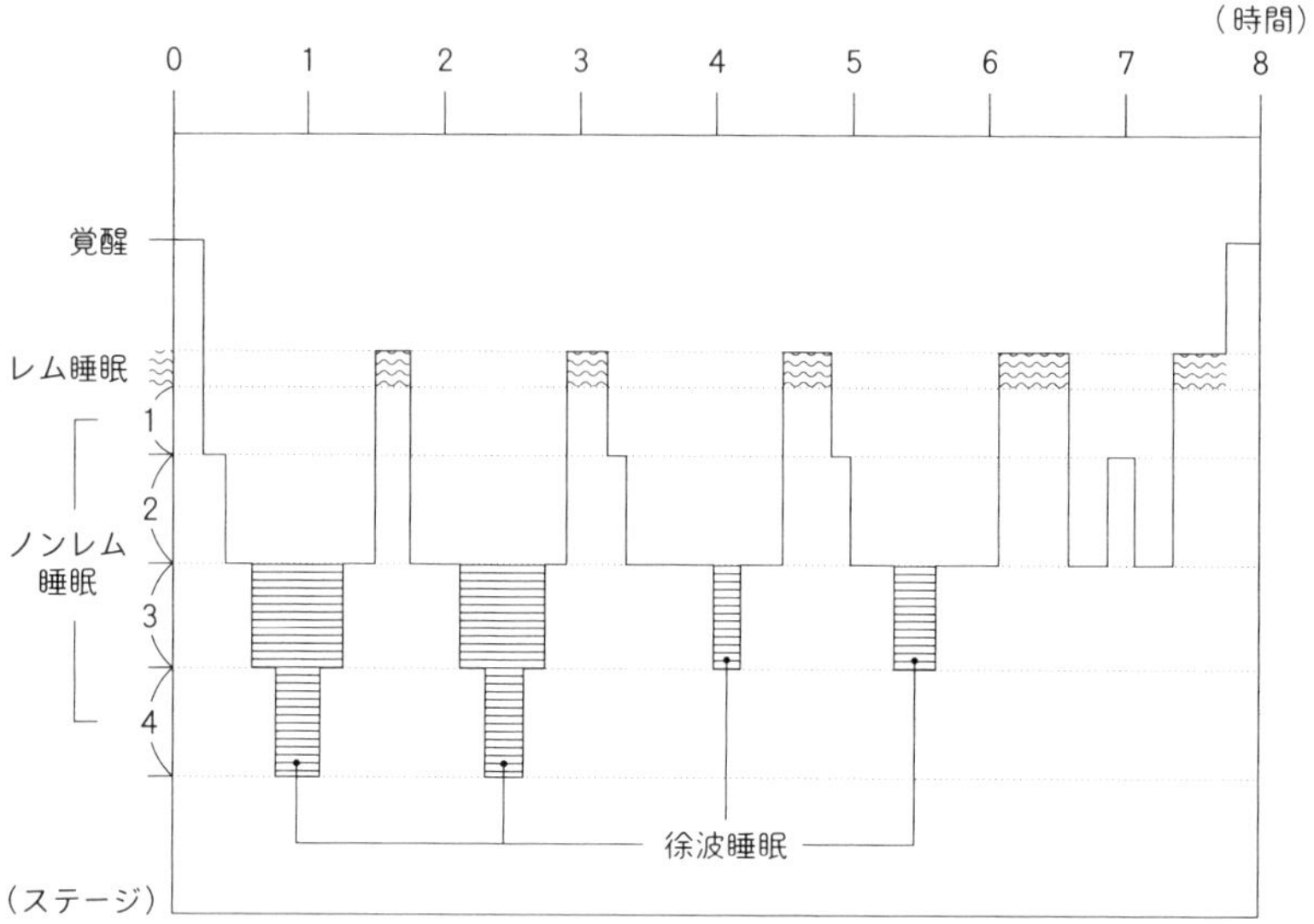

睡眠ポリグラフとは脳波や筋電図、さらに眼球運動などを同時に測定する検査法。スマートフォンのアプリに睡眠ポリグラフほど精密ではないが、レム睡眠とノンレム睡眠がどの程度とれたか判定ができるものがある。入眠サウンドを流したり、浅い眠りのときにアラームを鳴らすなど快適な目覚めに配慮した機能などが付属している場合もあるので、自分の睡眠について知るために活用するのも一手だ。

成長ホルモンの分泌量

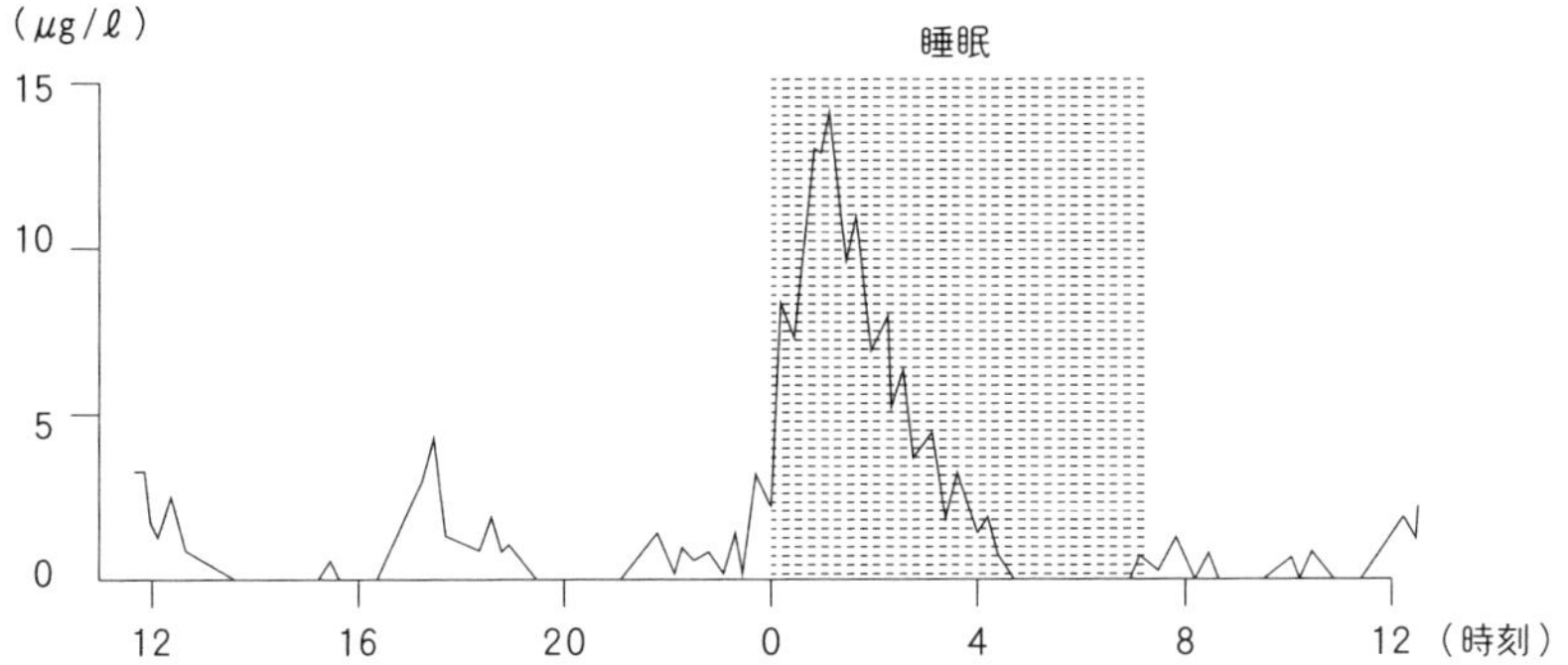

(Van Coevorden et al. 1991より)

別名"若返りホルモン"は23時から2時までの3時間以内に、
深いノンレム睡眠に入ったときに最も活発に分泌される。

快眠のためのローテク集

ローテクがあなどれない

この項では日々、良質な眠りを得るためにすると良いことを紹介します。とはいえ、目新しいものは少なく、すでにご存知なことが多いかもしれない、言わば基本的な生活上のポイントです。しかし、この基本が崩れてしまっている人が実に多く、睡眠のトラブルを抱える人は増えているため、ローテクはあなどれません。

体が疲れると眠くなりますが、脳が疲弊していると眠れなくなり、思うより簡単に負のループに落ちてしまうので、ローテクの実践で快眠を守りましょう！

今夜のために、朝陽を浴びよう

起きたらすぐ、天気のいい日は朝陽を浴びましょう。気が早いようですが、今夜の快眠のためのマスト事項です。**朝陽を浴びて体内時計のリセット**をし、爽やかに1日をスタートさせるのです。快晴ではない、曇りの日や雨の日も、自然光を浴びれば同じ効果があるので、カーテンを開いて外の光を入れましょう。

余裕があるなら「おめざ」の後、朝食前に軽いストレッチや散歩で体を動かすと、体温が上がり、脳の血液量も増えてスイッチオンできます！

ブルーライトプロテクトを徹底

必要以上に脳を覚醒させ、睡眠に悪影響を及ぼすブルーライトから終日、なるべく目と脳を守りましょう。現代生活ではスマホやパソコンのモニター、テレビ画面などを見ないわけにはいきませんが、**プロテクトメガネやフィルターを常用すれば、刺激を緩和**できます。モニター類を見ないときも、街中の〝まぶしさ〟を防ぐため、ブルーライトプロテクトと紫外線カットを兼ね備えたメガネを携帯するのがおすすめです。

そして就寝前2時間は、入眠を妨げないためにブルーライトを発する機器を直視しないよう心がけましょう。古賀先生による専門的な検査法での実験で、寝る前にスマホを1時間操作すると中途覚醒が起こりやすく、睡眠時間が短くなり、日中の活動性も低下するという結果が出ています。

ぐっすり眠れる食べ方・飲み方

食生活は、脳の健やかさと睡眠の質に影響が大きいもので、さらに、自力で調整しやすいことです。ぜひ快眠のため次のポイントに留意しましょう。

【朝昼晩、3食のバランス】

朝はなるべく同じ時間に起床し、同じ時間に朝食をとる習慣をもつと、起きる約1時間前から胃腸が活動を始め、目覚めを促すようになります。自然な空腹を感じて目覚めれば、朝食がおいしいでしょう。噛むことが、脳を刺激し、目覚めさせるので、リンゴや生野菜サラダなど歯ごたえのある1品を加えると良いでしょう。

昼は1日のメインの食事と考えて、栄養バランスがよく、満足感の高い食事に。夜に会食すると睡眠に影響が出やすいので、会食の約束はランチにするのも一手です。フルコースをいただくのもいいですが、午後の仕事などに影響が出ないよう、ボリュームは腹八分目にしておきましょう。

そして睡眠のためにとくに気をつけたいのは夕飯です。滋養があり、消化が良いものを軽めに、就寝3時間前（遅くとも22時前）に食べ終わるようにしたいもの。食べ物によって、消化にかかる時間は異なり、油物はとくに時間がかかるので、夕飯は〝あっさり〟がベターです。お酒についてはCHAPTER2「身近なドリンク、脳のための飲み分け」の項で解説しているので、参考にしてください。

満腹のときは眠くなるので、遅く食べてそのまま寝ようとすると、実際には寝つきが悪く、眠りが浅くなります。消化にも悪いので、翌日の体調にも影響してしまいます。

【刺激物のとりすぎ】

飽食の日本では、世界各国の料理を食べられる店があります。昨今はエスニックやフレンチ、イタリアンなど、珍しいスパイスやハーブを使う料理を家庭で手軽に調理できるようにもなりました。外国産の香辛料や香味野菜かと思ったら、すでに国産ということも増え、食の楽しみが増えたのは良いことですが、こうした**香辛料などの中には脳の覚醒作用が強い種類も**あり、生まれ育った国の食材や味、料理と極端に違う食事が続くと、刺激が強すぎ、睡眠にも悪影響を及ぼします。

まれに味の冒険をするのは楽しみになるので、食べるならランチで。夕飯は胃腸に負担をかけず、眠りを妨げない、慣れ親しんだ献立を選びましょう。

やる気スイッチを切らない昼寝の極意

夜の睡眠のリズムを壊さないためには、時間が空いて眠れる場合も、健康な成人は昼寝をしないほうが良いのですが、昼食の後、強い眠気をもよおし、起きていられないという場合もあるでしょうか。

とくにビジネスマンなど、理想的な睡眠（夜間、連続して7、8時間）が取れていない人が多いため、睡眠不足を補う意味で昼寝はNGと言い難い状況です。

体内時計では眠気のピークが2〜3時頃と15〜16時頃の2回あるので、昼休みの後、午後の眠気のピークに向けて眠くなるのは自然なこと。やり過ごせないときは次の点に気をつけて寝ましょう。

昼寝はなるべく早め（昼休み中など）に、深い睡眠に入ってしまわないよう、20〜30分程度までで起きるよう工夫して休みます。デスクで、座位のままうつ伏せになって寝ると、そう長くは寝られません。横になると寝入ってしまう危険が高まるので要注意。

高齢者も、1時間以上の昼寝をすると夜の睡眠に悪影響を及ぼします。とくに朝食後、することがないからといってベッドに戻るような生活は、脳や体の健康を害す原因になります。寝たきりにならないために、メリハリのある生活が大切です。

眠りを妨げない運動の心得

夕方から21時頃までの間に軽い運動をすると、適度な体の疲労が自然な眠気を誘い、就寝時刻にすんなり寝つきやすくなります。とくに体を動かす機会が少ない、デスクワークのビジネスマンは、何か運動する習慣をもつと良いでしょう。

先にも述べましたが、**体が疲れると眠くなりますが、脳ばかり疲弊していると眠れなくなる**のです。昨今、自転車通勤をする人、帰宅途中にジョギングやスポーツクラブに寄る人が増えているようですが、どれもとてもいいアイデアです。

ただし、残業があるなどして遅くなった日は、走って帰るのや、ジムへの立ち寄りはやめておきましょう。自転車通勤の人は置いて帰るわけにもいかないなら、いつもよりのんびり走るように心がけてみましょう。

運動は21時頃までというのは、前の章でも紹介した通り、体の深部体温が運動によって高まったままだと、入眠が妨げられるためです。

運動で気分的にストレスを発散できたとしても、深部体温がおさまらなくて、なかなか寝つけず、睡眠不足になってしまうと、そのほうが脳への負担が大きくなります。そもそも残業はほどほどに、自分の時間を大切にできるのが何よりということです。

快眠できる環境づくり

快眠のための環境づくりは、物理的ストレッサーへの対処法に通じます。ブレインヘルスのためにはつまり寝室に限らず、すべての生活環境をなるべく脳にとって快適な状態に整えることが望ましい。次の点に気をつけてみましょう。

【室内の光環境】

宵闇が迫る頃から、戸外に合わせて室内の照明も暖色系に変え、**食後は明るさを一段落とすと、自然な眠気が得やすい**です。間接照明などを利用して、灯りの調整をすることを習慣に。せっかくそのように灯りを整えた部屋で最も覚醒刺激が強いブルーライトを発するテレビやスマホを見ていたら効果がありません。寝る2時間前にはそれらから離れ、家族としゃべる、ペットと遊ぶ、趣味やリクリエーションを楽しむ、スキンケア・ボディケアの時間に当てるなど、暖色系の照明の下でのんびりできることをする時間に。

寝るとき、真っ暗だと眠れないという人も多いでしょう。脳に少々刺激があるほうが落ち着いて眠れるのは自然なので、豆電球程度のほの暗い状態に調整して眠りましょう。

【眠りにいい音、悪い音】

騒音がする場所では眠れない、というのは誰もが納得するでしょう。音は入眠を妨げる原因になります。かすかなノイズがときには眠りを妨げることもあり、冷蔵庫など家電の音などは一旦、不快だと思うとよけいに気になって眠れない場合も。**眠りを妨げる音は、製品を静音設計のタイプに買い換える、目覚ましはデジタル時計にするなどして、睡眠環境から無くしましょう。少々お金がかかっても睡眠負債を背負うより安い**はず！

一方、好きな音楽を聴きながら寝ると寝つきがいいという人もいます。確かに、ゆったりとしたリズムを奏でる好みの音楽が低音で流れているのは、脳にとって心地いい刺激かもしれません。しかし、タイマーをセットするなどして深いノンレム睡眠が現れる30分前には音が止まるようにしておくのがベター。アップテンポの曲や、大音量の音楽は睡眠のメカニズムに悪影響を及ぼす可能性大なので、どれほど好きでも寝るときは遠ざけて。

【温度・湿度】

眠りに**適した温度は夏：25〜28℃、冬：15〜18℃、湿度は通年40〜60％**です。とくに夏、室温が29℃以上あると、深部体温が下がりにくく、なかなか入眠できません。夏は除湿、配慮して眠りましょう。そして冬は加湿に配慮を。

季節ごと気をつけるといいこと

季節によって、心がけたいことを紹介します。脳は通年、変わらないはたらきをしているので、睡眠のメカニズムは同じですが、環境が変わるのですこし配慮してみましょう。

【春】

春は眠いという人が多くいますが、それは節目の時期で、生活のリズムが狂いがちになるため。生活のリズムを整えるには、**朝陽を浴びて散歩を**するのがおすすめ。15分程度、早起きして近所を散策してみましょう。

【夏】

熱帯夜対策が夏の快眠の鍵。ムシムシ寝苦しい夜は冷感、保冷などの効果のある寝具を利用して、とくに**頭を冷やして眠りましょう**。大量の汗をかくので、パジャマは汗を吸い、速乾性があり、熱を逃してくれる素材のものを選び、就寝前と起床後に水分補給をしてください。一方、昼間、空調のせいで体に冷えが溜まり、眠れない人も少なくありません。寒い室内にいるときは首・手首・足首を冷やさないよう注意し、夏の昼食は温かい物を食べ、冷えが溜まるのを防ぎましょう。

【秋】

秋は夜が過ごしやすく、「夜長」を楽しみたい季節で、つい夜ふかししたくなります。しかし体力の消耗が激しい夏を過ごして、脳や体は疲れているので、「夜長」をチャンスに眠りへの助走を充実させ、ぐっすり眠りましょう。夕食後、入浴を済ませたら、ほどほどにリクリエーションを楽しんで、**日付が変わらないうちに寝る。ようやく寝苦しくなくなっているので、眠りを満喫**してください。

【冬】

体も、寝具も冷えている冬は、深部体温が下がる過程で眠気が強まる仕組みが、下がり幅がせまいため、うまくはたらきません。仕組みがはたらくように、ちょっと工夫が必要。**冬に限っては、寝る前に入浴し、38〜40℃のぬるめの湯でしっかり温まって、**風呂から出たら、すぐに温かさを逃がさない格好に着替え、髪を乾かし、湯冷めをしないうちに布団に入ってしまいましょう。

冷たいパジャマに着替えたり、冷たい布団に入るのがつらくて、居間のこたつで寝てしまうなどすると、眠りの質が落ちます。入浴前に、布団の足元にパジャマと湯たんぽを入れておき、温めておくと良いでしょう。どうしても眠れないとき、眠る場所を変えてみると眠れることもありますが、基本的には睡眠環境を整えた寝室で眠ることが、脳や体を休めます。

いつも通り寝られないとき

現代社会は眠りません。仕事の都合で夜勤をする場合や、どうしても早朝出勤しなければならないとき、長時間乗り物に乗らなければならないとき、時差ぼけで眠れないときなど、いつも通りの睡眠がとれない場合に気をつけるポイントをまとめます。

【夜勤の前後】

俗に言う「寝溜め」というのは、実際には効果がありません。ですから、徹夜になる前の夜、長めに眠っても意味はないわけです。イレギュラーで**夜に働く場合、前後の生活リズムは変えず、普段通り**を心がけましょう。夜勤明けで帰宅しても、すぐには眠らずに！体が疲れているので、眠いとは思いますが、なるべく昼は起きていて、夕飯を早めにとり、2時間ほどくつろいだり、リクリエーションをした後に寝て、翌朝は普段通りに起きましょう。夜勤シフトと日勤シフトが交互にある人は、そのはざまに〝時差ぼけ〟が起こると考えて、次のページを参考に調整を試みましょう。

【超早起きする場合】
ときにはまだ暗いうちに起きて活動しなければならないこともあるでしょう。この場合は、**前夜の就寝時間を2時間だけ早め**ます。いくら早起きしなければならないときも、徹夜などはせず、6時間以上の睡眠をとることを目標に！

【長時間フライトの場合】
飛行機などの乗り物に長時間、乗っているときは寝て過ごす人が多いかもしれませんが、この睡眠は、体が欲する**寝返りが打てないので質が良い眠りとは言えません。目が覚**

めたとき、意図的に何度も姿勢を変えるだけでもすこし質が上がります。体を締め付けるベルトやネクタイなどはゆるめ、こまめに水分補給をして、1時間に一度は立ち上がって歩くか、足の上下運動などをして心身ともにくつろいで過ごし、目的地に着いたら「睡眠不足」の可能性を自覚し、無理を避けましょう。

【時差ぼけ対策】

時差の大きい外国へ旅したときや、夜勤シフトと日勤シフトのはざまなど、昼夜逆転的な時間のずれに対処しなければなりません。旅の場合、**眠くても旅先の現地時間に合わせて行動するのが、時差ぼけからの早期回復**になります。夜勤が続く期間は昼夜逆転生活に切り換え、日勤シフトに戻るはざまでは、昼は眠らず、日勤と同じ生活を心がけ、時差ぼけを解消しましょう。

就寝3時間前から始める快眠スタンバイ

睡眠は、人生の約1／3を占める必要のある、人にとっての〝大事〟です。睡眠の質が、健やかな長寿を左右し、人生の質を左右すると言っても過言ではないでしょう。

生まれてから通算、何をしているより眠っている時間が長いのです。これからの時間を考えても、おそらく何をしているより寝ていることでしょう。ですから惰眠はもったいない。目覚めることができる限り、毎回「あぁ、ぐっすり寝た」という爽快感が得られるように眠りましょう。

そんな眠りを得るには、**布団に入る約3時間前からの過ごし方にポイント**があります。23時に寝る人なら20時、0時に寝る人なら21時から、すでに〝睡眠のための時間〟として捉えましょう。

実際、こうした時間に何か生産的なことをしてもはかどりませんし、成果も得にくいのです。

快眠できれば翌日の生産性は高まり、成果につながります。ポテンシャルを高める時間が睡眠なので、そのために入眠前3時間を有意義に過ごす習慣をもちましょう。

暖色系の灯りの部屋で、のんびり過ごしてください。夕飯&入浴後、リクリエーションの時間、体と心のケアの時間に当てると良いでしょう。

そして、眠る前には次のような習慣が快眠を誘います。

【入眠儀式】

女子力の高い人、子育て中のママさんなどはよくご存知かもしれませんが、とくに男性には耳慣れない言葉かもしれません。「入眠儀式」とは、睡眠前に決まってやる何かしらの習慣のことです。子どもの頃、絵本を読んでもらうと、すぐに眠ってしまい、お話の結末を聞きそびれてばかりいませんでしたか？　絵本を読み聞かせてもらう＝眠る。それが子ども時代の入眠儀式として定着していたのです。

子どもに限らず、大人も、何か自分流の入眠儀式をもつと、寝つきが良くなりやすいもの。心が穏やかになることなら、どのようなことでもかまいません。寝具を整える、パジャマに着替える、決まったヒーリングサウンドを聴く、今日の成果を1つあげる、ご先祖様に感謝のお祈りするなど、やってみたら快眠できたと思うことを、すこし続けてみましょう。**それをすると就寝するという自分への合図をつくる**のです。

【スキンシップ】

愛する人とのスキンシップや、心地いいセックスは深いリラックスをもたらし、自然に深い眠りに誘います。ひそひそ、いちゃいちゃするのは快眠のためにも良い習慣なのです。

いやそんな相手はいない、もういないという場合は、自分自身のボディケアで自分とスキンシップするのも安らぎます。手指の滑りが良くなるように、何かローションを手に取り、かさつきがちな肌と心にうるおいを。**「手当て」という言葉がある通り、各所に手を当てると、自分の手でも十分に癒されます。**

またはペットを膝に抱き、ゆっくり撫でて過ごしましょう。ブラッシングや玩具での遊びなど、ペットが喜ぶことをして、その無邪気な様子を眺めているのも安らぎます。彼らは基本、「愛」だけでできている存在なので、決して無理強いしないように！　スキンシップや遊びを嫌がっている日は、ただ側で様子を愛でているだけでも、人間はくつろがせてもらえます。

おわりに

人生をなるべく楽しく、充実させるには**「毎日、24時間の中で脳をどのように使うか」、すこし意識してみる**といいと思います。生活上の悩みがあるときこそ、それは大切なこと。脳があなたの身体機能、認知・判断・行動、情緒のすべてに関わるはたらきをするので、悩みに対応する前に、脳が健やかかを気にかけ、疲れている可能性があったら、能動的にブレインヘルスに取り組んでみるといいでしょう。

実際の脳とストレス、情緒の関係はまだすべてあきらかにはされてませんが、脳波や血液量の測定など、測定される人の負担がない方法で研究が進み、人が物事を認知するとき脳がどのように関係しているかがわかり、ストレスの影響や、心のはたらきの一部が明らかになってきました。

こうしたエビデンスは、生活の中で生かされてこそ、意味があります。みなさんの人生をより豊かにするための研究ですから、どうぞ手軽に、楽しくできることから、生活に取

おわりに

り入れてみましょう。24時間の中に、脳を休ませる時間をもってみてください。

ところで、企業などから脳のはたらきに関する調査依頼を受けていて、昨今、望まれるテーマは「コミュニケーションをスムーズにするもの、ことは何か」「集中力や注意力をアップするもの、ことは何か」、主観的な解だけではなく、脳科学的にもどうか、くわしく調べてほしいというものが多くなっています。

とくにコミュニケーションに関することが多くあり、それだけみんなの関心が向いていて、悩みや問題を感じている人が多いという背景があるのでしょう。

コミュニケーションは最も脳を使うことなので、脳研究の分野では、〝ソーシャルブレイン〟と呼んで、前頭葉など脳のはたらきが研究されています。コミュニケーションの悩みや問題は、高次機能を有する脳をもつ人ならではと言え、悩みを自覚している時点で脳がストレスを受け続け、休みを必要としている可能性が高いです。

悩みの中には子育てや介護のこと、そして過剰につながりを求めるブームの陰でSNS上の人付き合いのことや、地域でのボランティア活動のことなど、時代を反映しているものが増えている感があり、これらは今後、より顕著になって、多くの人のストレスになるリスクを感じています。

ですから今、何も悩みや問題を抱えていない人も、予防的にもブレインヘルスを実行していただきたいもの。**日々過不足なく睡眠をとり、「3つのR」を満たして、ストレスに対処する**とともに、ぜひ心がけていただきたいもうひとつのポイントを、最後にご紹介します。

それは、物理的・心理的に「快適な居場所」を確保すること。その場で、ゆっくり脳を休めてください。物理的な居場所は「リビング」や「睡眠環境」を整えることで、物理的・化学的ストレッサーを本書で先に述べている方法で解消し、心地いい場にしましょう。

心理的な居場所とは、どこか日常と違う場、心安らぐ自分だけの場所を見つけることです。コーヒー専門店のカウンターや、小鳥と出会える川岸、夕日が見える歩道橋の上など、自分が憩う場を見つけておき、心身の疲労を感じたときに訪れましょう。**つかの間そこでたたずむだけで、心からエネルギーが湧いてくるような素敵な場所を見つけて**ください。

そしてもし、睡眠の問題が続いたり、ストレス・コーピングや規則正しい生活を心がけても悩みが軽くならないようなら、背後に心身の病が隠れていないか、診察を受けるようにしましょう。どうぞブレインヘルスを保ち、快適な毎日、人生をお過ごしください。

2018年6月

古賀良彦

古賀良彦（こが・よしひこ）

医学博士。杏林大学名誉教授、ＮＰＯ法人日本ブレインヘルス協会理事長。著書に『快眠美人になる！“かくれ不眠”解消で毎日いきいき』（集英社）、『いきいき脳のつくり方 臨床医が明かす“しなやかな脳”の科学』（技術評論社）、『週末うつ』（青春出版社）、『睡眠と脳の科学』（祥伝社）ほか。

人間関係《にんげんかんけい》が良《よ》くなる！　脳《のう》の疲《つか》れをとる本《ほん》

2018年7月11日　第1刷第1版発行

監修者　古《こ》賀《が》良《よし》彦《ひこ》

発行人　宮下研一

発行所　株式会社方丈社
〒101-0051
東京都千代田区神田神保町1-32 星野ビル2階
tel.03-3518-2272／fax.03-3518-2273
ホームページ http://hojosha.co.jp

印刷所　中央精版印刷株式会社

SBN978-4-908925-33-7

方丈社の本

あなたの感じていることは 大切にしていいんです

マインドフルネス・レッスン

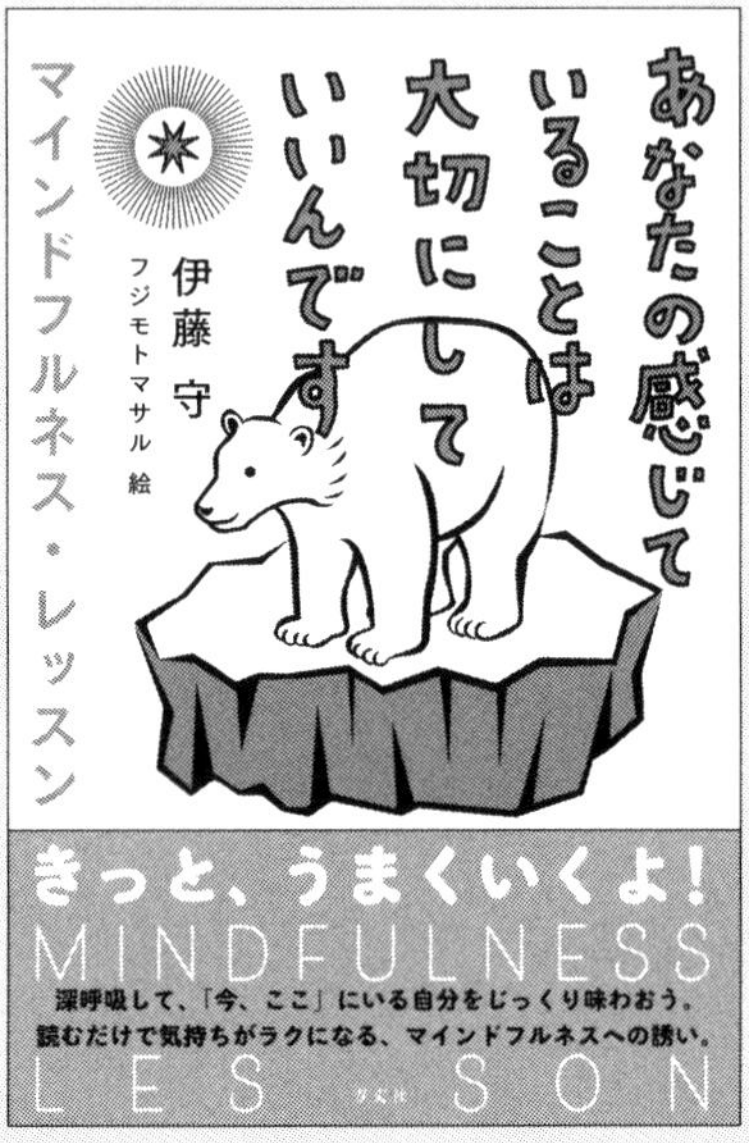

伊藤　守・著　フジモトマサル・絵

考えすぎて、いませんか？　そんなときにはこの一冊を。

不安なとき、先が見えないとき、私たちは、今ある自分に目を向ける余裕を失ってしまいます。そんなときは、深呼吸して「今、ここ」にいる自分を味わう。読むだけで気持ちがラクになる、マインドフルネスへの誘い。「何もしないでいるということの大切さ」、「どうせ私なんてと言ってしまう前に」、「失敗や間違いが自分を知るきっかけになる」など、ホッとするメッセージがいっぱい！

四六判　136頁　定価：1,300円＋税　ISBN：978-4-908925-11-5